Sonja Lambracht | Andreas Pfeiffer

Gruppentherapie

Ergänzungsmaterial zu Handeln ermöglichen – Trägheit überwinden

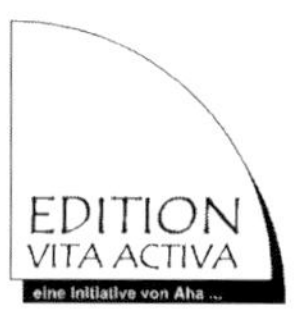

herausgegeben von
Ulrike Marotzki | Christiane Mentrup | Peter Weber
gefördert durch

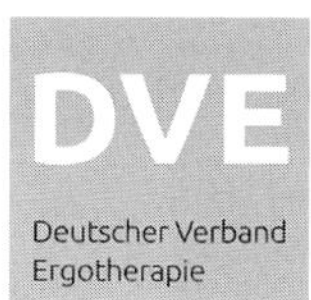

Die Autoren

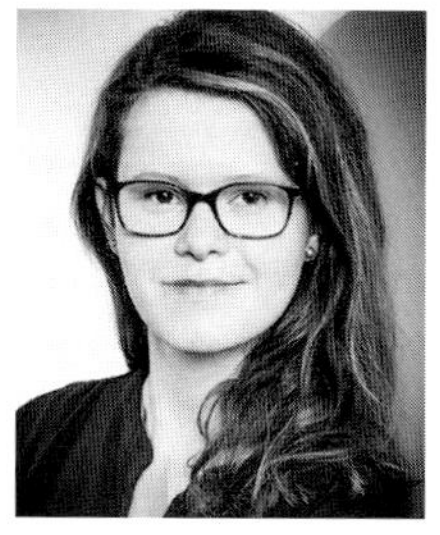

Sonja Lambracht schloss 2011 ihre Fachausbildung zur Ergotherapeutin ab. Danach betreute sie auf Fuerteventura als Aupair ein Kind mit einer geistigen Behinderung und ADHS. Von 2013–2014 war sie in einer ergotherapeutischen Praxis im Landkreis Ansbach tätig.
Seit 2015 arbeitet sie in der Psychiatrischen Institutsambulanz der Psychiatrischen und Psychotherapeutischen Klinik am Universitätsklinikum Erlangen. 2020 erwarb sie berufsbegleitend an der Hogeschool Zuyd in Heerlen (NL) den Bachelor of Health in Occupational Therapy.

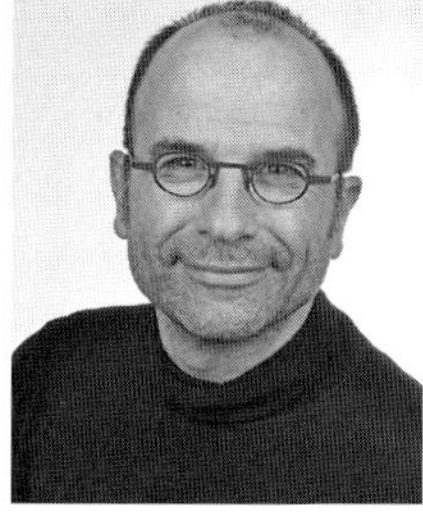

Andreas Pfeiffer schloss 1992 seine Fachschulausbildung zum Ergotherapeuten ab. Danach arbeitete er bei einem sozialtherapeutischen Verein, der im Rahmen der Enthospitalisierung gemeindenahe Wohn- und Versorgungsangebote für Menschen mit psychischen Erkrankungen aufbaute. Von 2001 bis 2018 war er am LVR-Klinikum Düsseldorf – Kliniken der Heinrich-Heine-Universität Düsseldorf tätig. Seine Schwerpunkte waren die Arbeit auf einer Akutstation und die ambulante Ergotherapie. 2012 erwarb er berufsbegleitend an der Hogeschool Zuyd in Heerlen (NL) den Bachelor of Health in Occupational Therapy. 2016 schloss er ein berufsbegleitendes Masterstudium an der Donau-Universtität Krems in Österreich ab. Er ist seit 1997 ehrenamtlich für den Deutschen Verband der Ergotherapeuten e. V. (DVE) tätig. 2018 wurde er zum Vorsitzenden des DVE gewählt.

Sonja Lambracht | Andreas Pfeiffer

Gruppentherapie

Ergänzungsmaterial zu Handeln ermöglichen – Trägheit überwinden

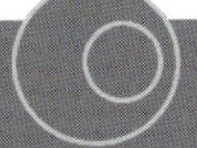

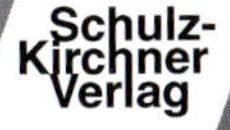

Bibliografische Information der Deutschen Nationalbibliothek
Die Deutsche Nationalbibliothek verzeichnet diese Publikation in der Deutschen Nationalbibliografie; detaillierte bibliografische Daten sind im Internet über http://dnb.d-nb.de abrufbar.

Besuchen Sie uns im Internet: www.skvshop.de

1. Auflage 2021
ISBN 978-3-8248-1276-9
eISBN 978-3-8248-9917-3

Mollweg 2, D-65510 Idstein
Vertretungsberechtigte Geschäftsführer:
Dr. Ullrich Schulz-Kirchner, Martina Schulz-Kirchner
Fachlektorat: Thomas Leidag
Lektorat: Doris Zimmermann
Layout: Susanne Koch
Titelfotos: goodluz – Adobe Stock (links); zynkevych – Adobe Stock (rechts)
Icon: © martialred – Adobe Stock (Gruppenicon)
Druck und Bindung: medienHaus Plump, Rolandsecker Weg 33, 53619 Rheinbreitbach
Printed in Germany

Inhalt

Download des Arbeitsblattes 3.2 (S. 70), des Informationsblattes 6.1 (S. 71) und der Reflexion 6.3 (S. 72) auf der Artikel-Detailseite zu diesem Buch unter „Leseprobe/Zusatzmaterial" im Online-Shop www.skvshop.de

Vorwort zur Reihe

„Jeder Mensch ist anders." Dies ist eine häufige Antwort auf die Frage, wie Ergotherapeutinnen bei einem bestimmten Krankheitsbild oder einem definierten Rehabilitationsziel vorgehen. Die Antwort bringt die therapeutische Haltung zum Ausdruck, sich ganz auf die Bedarfe und Ziele des Gegenübers einzustellen und in dieser Orientierung über die Wahl der Mittel, Medien und Methoden und somit auch über die spezifische Nutzung der Therapiezeit zu entscheiden.

Was die Antwort nicht reflektiert, ist, dass die Verfügbarkeit therapeutischer Ressourcen immer begrenzt ist. Zudem ist häufig nicht gesichert, ob die vorhandenen Ressourcen auch die tatsächlich sinnvollsten sind und ob sie den richtigen Umfang haben, um den Klienten zu unterstützen.

Die Anforderungen an moderne Therapieangebote wachsen unaufhaltsam. Gefordert werden ein effektiver und effizienter Einsatz der therapeutischen Mittel, die Nutzung therapeutischer Methoden auf dem aktuellen Stand der Wissenschaft, Klienten- und Ergebnisorientierung im therapeutischen Prozess, die Implementierung von Qualitätsmanagement sowie die Evaluation der therapeutischen Maßnahmen mit passenden Instrumenten, womit eine kontinuierliche Verbesserung des Angebotes gesichert werden soll.

Ergotherapeutische Programme bilden eine noch junge Entwicklungslinie in der internationalen Ergotherapie. Sie werden als eine mögliche Antwort auf die genannten komplexen Herausforderungen an gesundheitsbezogene Dienstleistungen gesehen, wobei die Zielindikation, Gemeindeorientierung und Modellbasierung eine besondere Rolle spielen (Mandel et al., 1999; Fazio, 2001; Kielhofner, 2008). In der deutschsprachigen Ergotherapie ist die Idee, Programme zu entwickeln, mit der verstärkten Diskussion um gesundheitsförderliche und präventive ergotherapeutische Angebote in Gang gekommen (DVE, 2006). Die bekanntesten Beispiele sind wohl Rückenschule und Gelenkschutzgruppe. Gerade diese Beispiele machen deutlich, dass die zur Programmentwicklung gehörende Abstraktion vom konkreten Klienten auf die Gruppe, zu der er gehört, auch für den Einzelnen einen Gewinn bringen kann: Von Anfang an ist der Therapieprozess auf spezifische Bedarfe und Ziele mit passenden Ressourcen eingerichtet, sodass man sich in der therapeutischen Arbeit auf das Wesentliche konzentrieren und dort die Zeit und Mittel einsetzen kann, die nachgewiesenerweise notwendig und sinnvoll sind.

Ergotherapeutische Programme – gleich ob in Therapie, Gesundheitsförderung oder Prävention – sind optimalerweise durch folgende Kennzeichen charakterisiert:

- Definition einer Zielgruppe
- Ergotherapeutische Bedarfsanalyse
- Planung und Implementierung einer auf diese Bedarfe zugeschnittenen Maßnahme in Form eines Problemlöseprozesses in mehreren Schritten
- Handbuch einschließlich Programmtheorie (Wirk- und Zusammenhangsannahmen)
- Prozess- und Ergebnisevaluation des Programms mit einer Auswahl passender Instrumente
- Evaluationsstudien
- Evidenznachweise

Die Reihe ERGOTHERAPEUTISCHE PROGRAMME ist die jüngste in der EDITION VITA ACTIVA. Wie für die Reihen ERGOTHERAPEUTISCHE ASSESSMENTS und ARBEITSANLEITUNGEN gilt: Programme, die in die Reihe aufgenommen werden, sollen über ein ausgearbeitetes Handbuch verfügen. Hiermit ist erstens gewährleistet, dass eine gründliche und strukturierte Einarbeitung und Durchführung im ergotherapeutischen Kontext durch Berufsangehörige möglich ist. Zweitens ist so eine wichtige Voraussetzung gegeben, diese Programme einem fortlaufenden systematischen Entwicklungs-, Erprobungs- und Validierungsprozess zu unterziehen.

Natürlich sollten Programme, die in dieser Reihe erscheinen, optimalerweise schon einen Erprobungsprozess durchlaufen haben und Evaluationsergebnisse vorweisen können. Dies ist jedoch keine Voraussetzung. Wer den Professionalisierungsstand der deutschen Ergotherapie kennt, weiß, dass eine derartige Auflage unrealistisch ist. Derzeit werden Programme bspw. im Rahmen von Bachelor- und Master-Arbeiten entworfen, allerdings fehlt es noch an Realisierungen bzw. Möglichkeiten zur Implementierung.

Die Reihen der EDITION VITA ACTIVA repräsentieren mit den in ihr erscheinenden Assessments, Befunderhebungsinstrumenten und Programmen einen bestimmten

Entwicklungsschritt im Professionalisierungsprozess ergotherapeutischer Praxis: die Einsicht in die Notwendigkeit terminologischer Genauigkeit sowie standardisierter und wissenschaftlich überprüfter Vorgehensweisen. Insgesamt will VITA ACTIVA hiermit einen Beitrag zum kritischen Umgang mit Erhebungsinstrumenten und zur Qualitätssicherung ergotherapeutischer Maßnahmen leisten. Nachfolgend werden Studien zu den in dieser Reihe erschienenen Instrumenten und Programmen erforderlich sein und hoffentlich auch angeregt.
Erst gut validierte Grundlagen, von denen es bisher noch zu wenige gibt, werden langfristig dazu beitragen, dass auch die deutschsprachige Ergotherapie bspw. im Rahmen größerer Forschungsprojekte ihren genuinen Beitrag zu Therapie-, Rehabilitations- und Präventionserfolgen evident nachweisen kann.

Die Herausgeber
Ulrike Marotzki, Christiane Mentrup, Peter Weber

Literatur

Deutscher Verband der Ergotherapeuten (DVE) e. V. (2006). „Prävention und Gesundheitsförderung" in der Ergotherapie. Broschüre, Karlsbad.

Fazio, L. (2001). Developing occupation-centered Programs for the Community: A Workbook for Students and Professionals. Upper Saddle River, New Jersey: Prentice Hall.

Kielhofner, G. (2008). Model of Human Occupation. Theory and Application. 4th ed., Baltimore: Lippincott Williams & Wilkins.

Mandel, D.; Jackson J.; Zemke, R.; Nelson, L.; Clark, F. (1999). Lifestyle Redesign. Implementing the Well Elderly Program. Betesda: The American Occupational Therapy Association Inc.

1 Einführung

Das von Ergotherapeuten entwickelte Therapieprogramm „Handeln ermöglichen – Trägheit überwinden" (Handeln gegen Trägheit [HgT]) unterstützt die Teilhabe schwer psychisch kranker Menschen am alltäglichen Leben und soll Klienten dazu befähigen, „Gesundheit und Wohlbefinden im Zusammenhang mit Aktivität und Teilhabe zu realisieren" (Krupa et al., 2017, S. 17). Die Grundannahmen des Programms betonen eine betätigungsorientierte und klientenzentrierte Haltung.

1.1 Zielsetzung des vorliegenden Ergänzungsmanuals

Das Therapiemanual betont als Sozialform die Einzeltherapie – insbesondere in der praktischen Anwendung. Die Autoren des HgT weisen jedoch darauf hin, dass das Programm auch in einem anderen Kontext anwendbar ist (Krupa et al., 2017). Laut Deutscher Gesellschaft für Psychiatrie und Psychotherapie, Psychosomatik und Nervenheilkunde (DGPPN) (2018) findet die psychiatrische Ergotherapie jedoch oft in einem Gruppensetting statt. Dies bestätigt auch Lagemann (2017), die den Anteil der Gruppentherapien im psychiatrischen Setting als weitaus höher einschätzt als den der Einzeltherapien. Deshalb ist es wichtig, dass „Handeln gegen Trägheit" nicht nur im Einzelsetting durchführbar ist, sondern auch als Gruppentherapie angeboten werden kann. Wie das Therapieprogramm auch im Gruppensetting angewendet werden kann, wird im Folgenden näher ausgeführt und an einem Fallbeispiel dargestellt.

Im vorliegenden Ergänzungsmanual wurde das Therapieprogramm HgT an die Rahmenbedingungen des Gruppensettings einer Kleingruppe (fünf Personen) angepasst. Es liefert Informationen zu Themen wie Struktur einer Therapieeinheit, Gruppenregeln und auftretende Gruppendynamiken. Die Durchführung in einer Kleingruppe wird dabei empfohlen, um einen intensiveren Austausch zu fördern und um es Teilnehmenden zu erleichtern, sich auch bei schambehafteten Themen zu öffnen.

1.2 Zielgruppe des Therapieangebots

Wie von Krupa et al. (2017) beschrieben, wurde HgT für jene Personen entwickelt, „die im Zusammenhang mit einer psychischen Erkrankung einen Verlust bedeutungsvoller Betätigungen erfahren haben und deren Aktivitätsmuster und gesellschaftliche Teilhabe Merkmale der Ausgrenzung aufweisen" (S. 26). Der Ansatz der vorliegenden Intervention betont somit eher die Problemstellungen im Alltag und ist weniger abhängig von einer Diagnose oder Störung.

Als Gemeinsamkeit der Teilnehmenden lässt sich jedoch eine Unzufriedenheit in der Verteilung der Betätigungsbereiche, der Betätigungsbalance, beobachten. Die Veränderung von einseitigen Aktivitätsmustern fällt vielen Menschen sehr schwer, sowohl alleine als auch mit traditionellen Therapieangeboten.

Um an der hier beschriebenen Intervention teilzunehmen, sollten Klienten trotz bestehender „Trägheit" einen Veränderungswunsch mitbringen. Weiterhin ist eine gewisse soziale Interaktion wünschenswert, denn es ist erforderlich, die eigenen Probleme vor einer Gruppe anzusprechen. Mattke und Strauß (2012) beschreiben als weitere Aufnahmekriterien Therapiemotivation und keine „aktuellen gruppenbezogenen Ängste" (S. 61).

Praxistipp: Es hat sich bewährt, im Vorgespräch – oder wenn der Klient der Gruppenleitung bereits bekannt ist, im „Vortelefonat" – darauf hinzuweisen, dass während des Therapieangebots die Aktivitäten des täglichen Lebens sehr genau betrachtet werden. Das An- und Aussprechen sehr persönlicher und/oder schambehafteter Themen in der Gruppe sollte also bereits im Vorgespräch thematisiert werden. Hilfreich kann der Hinweis sein, dass nur so Veränderungen möglich sind und dass alle Teilnehmenden solche Themen mitbringen – es also den meisten Klienten ähnlich ergehen wird.

Den Teilnehmenden sollte zusätzlich angeboten werden, diese Themen unter vier Augen (z. B. während der Pause/vor oder nach der Gruppensitzung) anzusprechen. Dies kann zur Therapiemotivation beitragen. Die Klienten sollen sich „gut aufgehoben" fühlen. Die Erfahrung hat gezeigt, dass Klienten – insbesondere in den ersten Einheiten – zunächst vermehrt die Gelegenheit zum Vier-Augen-Gespräch nutzen, sich jedoch im Verlauf der Therapie zunehmend auch in der Gruppe öffnen.

2 Warum überhaupt Gruppentherapie?

Warum sollte man das Therapieprogramm *Handeln gegen Trägheit* als Gruppentherapie anbieten? Diese Frage lässt sich zunächst durch die bereits benannten Rahmenbedingungen (Klinikstrukturen) beantworten, die häufig ein Gruppensetting vorgeben. Außerdem entlastet es die Teilnehmenden, dass sie mit ihrer Problemstellung nicht alleine sind und individuelle Erfahrungen untereinander austauschen können (Becker, 2009). Der soziale Rückzug psychisch Erkrankter wird in der gängigen Literatur als ungünstig angesehen (Lagemann, 2017). Eine Gruppentherapie kann diesem Rückzug entgegenwirken und dient zusätzlich auch als ein Übungs- und Erfahrungsfeld für soziale Interaktionen. Nach Scheepers-Assmus et al. (2015) entspricht eine Gruppentherapie eher der sozialen Wirklichkeit, in der wir uns auch überwiegend in Gruppen bewegen und der Alltag in verschiedenen Beziehungsstrukturen und Gruppen verläuft. Das Arbeiten in Gruppen bietet zudem weitere Vorteile, die im folgenden Abschnitt (→ 2.1) dargestellt werden.

2.1 Vorteile und Nachteile von Gruppen

Nach Erfahrung der Autoren unterstützen sich Klienten in einer Gruppe oft gegenseitig. Dies führt einerseits zu einer Steigerung der Selbstwirksamkeit, andererseits kann sich der behandelnde Therapeut etwas zurücknehmen und eher eine begleitende Rolle einnehmen. Ein zweiter wichtiger Vorteil der Gruppenarbeit besteht darin, dass die Klienten von den Erfahrungen anderer profitieren.

Nach Gerland (2015) kann der Austausch von Problemen und Sorgen die Sichtweise auf diese verändern und so zum Genesungsprozess beitragen.

Auch die gegenseitige Motivation, insbesondere bei der Durchführung von Aktivitätsexperimenten, stellt einen weiteren positiven Faktor dar. So kann es die Teilnehmenden anspornen, Fortschritte vor der Gruppe zu verkünden, statt Rückschritte darlegen zu müssen. Jedoch muss darauf geachtet werden, dass die Klienten ihre eigenen Grenzen beachten und sich nicht miteinander vergleichen (→ 2.5). Weiterhin sollten bei Rückschritten Versagensgefühle möglichst minimiert werden. Dies kann durch eine sorgsame Wahl der Aktivitätsveränderungen geschehen. Die Teilnehmenden sollten nach abgeschlossener Planung ein „gutes Gefühl" haben.

Battegay (zitiert nach Lagemann, 2017, S. 141) beschreibt drei weitere wichtige Funktionen einer therapeutischen Gruppe: Sie erfüllt die „Wir-Funktion" und unterstützt somit Teilnehmende, mit anderen Menschen in Verbindung zu treten. Das eigene Verhalten löst Reaktionen in der Gruppe aus und unterstützt die Teilnehmenden in ihrer Selbstwahrnehmung. Dies wird als Feedbackfunktion definiert. Weiterhin übernimmt die Gruppe eine gefühlsverstärkende Funktion. Die Teilnehmenden beeinflussen sich gegenseitig in ihren Emotionen. Nach Konrad (2017, S. 186) kann zudem soziale Unterstützung, die er als „zwischenmenschliche Beziehung, die als positiv und förderlich wahrgenommen wird", definiert, zu den weiteren Vorteilen von Gruppentherapie gezählt werden. Soziale Unterstützung hilft, subjektiv erlebten Stress zu reduzieren, und trägt somit zum Wohlbefinden einer Person bei. Es muss jedoch beachtet werden, dass nicht jede zwischenmenschliche Beziehung als unterstützend erlebt wird (ebd.). Ein zusätzlicher Gewinn für die Teilnehmenden ergibt sich nach Abschluss der Gruppentherapie. Durch Peer-Support (→ 4.2) können sich die Klienten je nach Bedarf gegenseitig bei auftretenden Problemen unterstützen.

Selbstverständlich hat die Therapie im Gruppensetting nicht nur Vorteile. Problematisch kann, wie bereits erwähnt, die Offenlegung schambehafteter Themen in Anwesenheit der anderen Gruppenmitglieder sein. Eine mögliche Konsequenz besteht darin, dass Teilnehmende nicht alle Betätigungsanliegen ansprechen, die sie gerne ansprechen würden. Auch ist es für den Therapeuten kaum möglich, so individuell und klientenzentriert auf die einzelnen Teilnehmenden einzugehen wie in einer Einzeltherapie. Nicht zuletzt bestimmt die Mehrheit der Gruppenmitglieder das Tempo, in dem die Therapieinhalte bearbeitet werden. Einige Teilnehmende könnten sich unter-, andere überfordert fühlen. Es besteht weiterhin die Gefahr, dass Unklarheiten und Verständnisfehler auftreten, ohne dass diese vom Therapeuten bemerkt werden. Auch der gegenseitige Vergleich und das Wettkampfdenken zwischen den Teilnehmenden können eine Herausforderung darstellen (→ 2.5.4). Alle genannten Nachteile könnten schlussendlich zur Reduktion des Therapieerfolges beitragen. Letztendlich bestimmen leider häufig die Rahmenbedingungen darüber, wie ein Therapieangebot gestaltet werden kann. Dieses Ergänzungsmanual soll Sie als Leser darin unterstützen, *Handeln gegen Trägheit* als Gruppenangebot umsetzen zu können.

2.2 Gruppenzusammensetzung

Grundsätzlich ist bei der Zusammenstellung einer Gruppe eine gewisse Homogenität zu beachten. Homogene Gruppen haben von Beginn an ein gemeinsames Anliegen (Fink & Tritschler, 2014). Dies kann entweder eine gemeinsame Symptomatik (z. B. Antriebslosigkeit), ein gemeinsames Anliegen (z. B. Steigerung von Aktivität, Veränderungsbereitschaft) oder ein bedeutendes Persönlichkeitsmerkmal (z. B. Frauengruppe) sein (ebd.). Die Zusammenstellung gelingt zu Beginn leichter, wenn die Klienten der Gruppenleitung bekannt sind. Hilfreich kann eine sorgfältige Rücksprache im interdisziplinären Team sein.

Praxistipp: Es ist empfehlenswert, für die erste Gruppenzusammensetzung bewusst bekannte Klienten auszuwählen. Durch vorhandene Informationen über die Klienten erhöht sich die Wahrscheinlichkeit, dass die Gruppe „funktioniert" und eine Homogenität im Sinne der gemeinsamen Symptomatik und im gemeinsamen Anliegen aufweist. Zudem ist es hilfreich, sich vor Beginn Gedanken darüber zu machen, wie mit Absagen oder dem vorzeitigen Ausscheiden einzelner Klienten umgegangen wird. Werden freie Plätze wieder nachbesetzt? Bleibt die Gruppe mit nur drei Klienten weiter bestehen? Die Erfahrung zeigt, dass sich einerseits eine zu niedrige Anzahl an Klienten ungünstig auf den Umfang des Erfahrungsaustausches auswirkt, andererseits muss sich ein neues Gruppenmitglied in die bestehende Gruppe einfügen, d. h. seinen Platz finden, und es muss gegenseitig Vertrauen aufgebaut werden.

Die Gruppenzusammensetzung setzt Planung und Feingefühl der Gruppenleitung voraus. So ist es beispielsweise wenig ratsam, eine Klientin mit einer posttraumatischen Belastungsstörung (PTBS) und sexuellen Übergriffen in der Krankheitsgeschichte in eine Gruppe mit mehreren Männern einzuplanen. Sinnvoller wäre hier eine reine Frauengruppe oder gar eine reine PTBS-Gruppe. Auch die Zusammensetzung mit zwei Klienten mit starkem Rededrang, die schwer begrenzt werden können, erscheint fraglich. Gelingt eine Zusammensetzung einer reinen PTBS-, Schmerz- oder Demenz-Gruppe, könnten die Arbeitsblätter aus den jeweiligen Ergänzungsmanualen benutzt werden.

Weiterhin ist eine geschlossene Gruppe empfehlenswert. Zum einen, weil die Einheiten aufeinander aufbauen, zum anderen, weil ein intensiver Austausch mit teils sehr persönlichen Themen gefördert werden soll. Dies gelingt leichter, wenn nach

Beginn der Behandlung keine neuen Teilnehmenden aufgenommen werden. Krainz und Lesjak (2004) merken an, dass für eine Gruppe, in der jeder Teilnehmende teilhaben und kommunizieren kann, maximal 10 bis 15 Personen eingeplant werden sollten. Für eine Arbeitsgruppe werden fünf bis sieben Teilnehmende vorgeschlagen. Die Wichtigkeit der direkten Kommunikation aller Teilnehmenden miteinander betont auch König (2012) und weist darauf hin, dass ab sieben Personen die Wahrscheinlichkeit einer „Subgruppen- und Hierarchiebildung" ansteigt (S. 23).

2.3 Gruppendynamik

In jedem sozialen System treten Dynamiken zwischen den beteiligten Mitgliedern dieses Systems auf. Nach Krainz & Lesjak (2004) leben Menschen immer in Gruppen, es treten also immer erwünschte und unerwünschte Gruppeneffekte auf. Es geht also nicht darum, wie Dynamiken vermieden werden können, sondern wie ein adäquater Umgang insbesondere mit ungünstigen Dynamiken erreicht werden kann. Damit soll verhindert werden, dass Gruppendynamiken die Inhalte der Therapie und die damit verbundenen Ziele und Aufgaben überlagern. Wimmer (2008) beschreibt, dass keine Gruppe von Anfang an arbeitsfähig ist. Um als System zu funktionieren und gemeinschaftlich auf ein Ziel hinzuarbeiten, setzt es zunächst Zeit und ein gewisses Maß an Sensibilität voraus, um als Gruppe zusammenzuwachsen. Weiterhin benötigt es theoretisches Wissen über den Entwicklungsprozess einer Gruppe und deren Dynamiken.

Gruppendynamik bezeichnet nach Wimmer (2008) „all das, was unter der Oberfläche des jeweils behandelten Sachthemas in Gruppen und Teams gleichzeitig mit abgehandelt wird" (S. 37). Dies können beispielsweise das Suchen eines angemessenen Platzes in der Gruppe und damit verbundene Positionskämpfe sein. Auch der wechselnd starke oder schwache Einfluss jedes einzelnen Mitgliedes auf das Gruppengeschehen, persönliche Beziehungskonflikte, Gruppenspaltung oder das Abdrängen einzelner Mitglieder in eine Außenseiterposition können Gründe für auftretende Dynamiken darstellen (ebd.). Nach Krainz (2011) ist jedoch auch wichtig, *WIE* Gruppenmitglieder etwas tun. Voraussetzung ist zunächst eine grundsätzliche Kommunikationsbereitschaft. Positiv wirkt sich beispielsweise auf die Gruppe aus, wenn Teilnehmende zuhören und verstehen wollen, das Eigeninteresse dem der Gruppe unterordnen, andere ermutigen oder Außenseiter integrieren. Demgegenüber stehen Verhaltensweisen, die lediglich der Person selbst und nicht der Gruppe nutzen, wie beispielsweise sich in den Vordergrund drängen, dem Rededrang freien Lauf lassen, Anmerkungen ins Lächerliche ziehen oder jammern (ebd.).

Kubny-Lüke (2015) beschreibt Gruppendynamik als einen „sich ständig verändernden Prozess, bei dem von allen Gruppenmitgliedern alle Rollen eingenommen werden können" (S. 494). Eine bewusste oder unbewusste Rollenverteilung findet immer statt, wenn sich eine Gruppe bildet. Dies umfasst auch die Rollen des Ergotherapeuten (→ 2.3.1), der einerseits als Gruppenleitung und andererseits als Fachperson agiert. Daher ist es auch für den Therapeuten wichtig, sich seiner eigenen Rolle in der Gruppe klar zu werden und die gegenwärtige Situation stetig zu reflektieren (ebd.). Dieses Reflektieren begünstigt eine positive Atmosphäre in der Gruppe und trägt somit zur Vermeidung ungünstiger Dynamiken bei. Eine Reflexion ist zudem für alle Teilnehmenden der Gruppe hilfreich und bereits durch diese Reflexion entsteht laut Krainz und Lesjak (2004) Veränderung.

Reflexion findet auch dann statt, wenn Teilnehmende miteinander „tratschen" und sich dabei über die eigenen Anteile am Gruppengeschehen austauschen (Königswieser, 2008). Die Pausen während der Therapieeinheit und das, „was davor und danach passiert" tragen zur Entwicklung der Gruppe bei und sollten als wichtiger Faktor bedacht werden. Auch während der Therapieeinheit sollte für gemeinsame Reflexion genügend Zeit zur Verfügung stehen. Wie in Abschnitt 3.1 vorgeschlagen, kann die Zeit für Reflexion zu Beginn und zum Ende einer jeden Einheit vorgesehen und in Form eines Blitzlichts fest eingeplant werden. Weiterhin sollte bei der Planung der Therapieeinheit eine Pause von 15 Minuten in der Mitte der Einheit berücksichtigt werden (→ 3.1).

Gruppendynamiken treten umso weniger auf, je mehr Entscheidungen von der Gruppenleitung getroffen werden (Kubny-Lüke, 2015). Auch ein sehr strukturiertes, rigides Konzept und eine festgelegte Aufgaben- und Rollenverteilung können dazu beitragen, Gruppen planbarer zu gestalten (Strauß & Mattke, 2012). Umgekehrt werden die Rollenverteilungen und die damit verbundenen Dynamiken in einer Gruppe umso sichtbarer, je mehr Mitbestimmung und Verantwortung die Gruppe erhält. Es trägt zusätzlich zur Entwicklung des Wir-Gefühls und der Selbstwirksamkeit des Einzelnen bei, wenn Entscheidungen im Konsens gefällt werden. Dies beschreibt beispielsweise Krainz (2011). Liegt die Aufmerksamkeit insbesondere auf der Gestaltung der Therapieinhalte, also eher auf dem sachlichen Teil der Aufgabenstellung, so verringert sich die Konzentration auf das soziale Gefüge in der Gruppe

(Wimmer, 2008). Zudem nimmt die Aufmerksamkeit auf interpersonelle Dynamiken zwischen einzelnen Mitgliedern ab, je mehr man selbst in das Geschehen eingebunden ist. Dieses Eingebundensein in der Gruppe ist von Bedeutung, da es wiederum die Art und Weise beeinflusst, wie innerhalb der Gruppe an den verschiedenen Therapieinhalten (miteinander) gearbeitet wird. Oft fallen Gruppendynamiken erst auf, wenn der Arbeitsprozess beeinträchtigt ist oder sich Gruppenmitglieder in ihrer Rolle unwohl fühlen (ebd.). Nach Krainz und Lesjak (2004) können die Vorteile von Gruppen insbesondere dann genutzt werden, wenn diese sich vergleichsweise frei entwickeln können.

Nach Preyer (2012) ist es für die Gruppendynamik bedeutend, dass die Teilnehmenden der Gruppe ihre Rolle sowie das Ziel der Gruppe kennen, wissen, was von ihnen erwartet wird und „welche Folgen die Nichterfüllung der Erwartungen in der Gruppe für sie hat" (S. 124). Werden also Erwartungen und Rollen zu Beginn des Therapieprozesses geklärt, trägt dies zu einer gelungenen Gruppentherapie bei. Auch Stahl (2007) und König (2012) betonen die gemeinsame Zielsetzung. Stahl (2007) differenziert die persönliche Zielsetzung nach:

- **Art:** Persönliche Ziele können sachlich (z. B.: Zweck von HgT ist eine zufriedenstellende Betätigungsbalance) oder zwischenmenschlich sein (z. B.: Ich möchte mich mit den anderen Teilnehmenden gut verstehen). Häufig werden nur die sachlichen Ziele explizit angesprochen.
- **Bedeutsamkeit:** Die einzelnen persönlichen Ziele können unterschiedlich wichtig sein.
- **Dringlichkeit:** Manche Ziele müssen sofort erledigt werden, andere Ziele haben noch Zeit.
- **Bewusstheit:** Bewusste Ziele sind bereits klar formuliert (z. B.: Ich möchte mehr Sport machen), manche Ziele sind jedoch noch unklar oder gar unbewusst (z. B.: Ich möchte mich geliebt/gemocht fühlen). Je mehr sich diese persönlichen Ziele mit denen der Gruppe decken, umso höher ist die Zufriedenheit mit der Gruppe und umso weniger Fluktuation der Gruppenmitglieder tritt auf (ebd.).

In der Regel durchläuft ein Gruppenkonflikt verschiedene Phasen. In der ersten Phase lernen sich die Gruppenmitglieder kennen und einschätzen. Wimmer (2008) betont, dass eine erfolgreiche Kennenlern- und Findungsphase sowie eine durchdachte Zusammensetzung der Gruppe für ein ausgewogenes Miteinander sorgen. Rollen werden dabei eher nur kurzzeitig übernommen, der Aufbau von tragfähigen Kontakten steht im Fokus. Der ersten Phase folgt die Konfliktphase. Unterschiedliche Zielsetzungen werden deutlich, es wird über Aufgaben- und Rollenverteilung gestritten. In der dritten Phase werden Kompromisse zwischen den Mitgliedern vereinbart und Entscheidungen getroffen. Abschließend folgt die Arbeits- oder Endphase, in der effektiv miteinander gearbeitet werden kann und Ziele erreicht werden. Das Wir-Gefühl ist nach erfolgreich bewältigter Konfliktphase gestärkt und von Bedeutung für die Erreichung der beschlossenen Ziele (König, 2012). Entsteht ein neuer Konflikt, durchläuft die Gruppe erneut die jeweiligen Phasen.

Nach Gerland (2015) sollten zudem die Rahmenbedingungen, in denen die Gruppe stattfindet, ansprechend gestaltet werden. Dies trägt ebenso zu einem guten Miteinander bei. Der Raum sollte dazu möglichst behaglich sein und Ruhe ausstrahlen. Weiterhin sollte er allen Teilnehmenden genügend Platz bieten. Hilfreich ist es auch, wenn sich kein Teilnehmender als Experte oder „Besserwisser" hervortut (auch nicht der Therapeut) und eher gegenseitiger Respekt und Interesse an den Erfahrungen der anderen die Gruppe prägen (ebd.). Dies kann durch die Einführung von Gruppenregeln (→ 2.4) gefördert werden. Die Gruppenleitung kann diese Gesprächshaltung fördern, indem sie selbst mit ihren Fachkenntnissen eher bescheiden umgeht, die Klienten als Experten für ihr eigenes Leben betrachtet und neugierig nachfragend auf Beiträge von Klienten eingeht. Darüber hinaus sollte die Gruppenleitung auf eine ausgewogene Gesprächszeit zwischen den einzelnen Teilnehmenden achten.

Tritt nun dennoch dysfunktionales Verhalten einzelner Teilnehmenden auf, kann – wie von Rabovsky et al. (2009) beschrieben – zunächst versucht werden, das Verhalten auf indirekte Art abzumildern, beispielsweise indem man bei verstärktem Rededrang eines Teilnehmenden dessen hohe Beteiligung an der Mitarbeit lobt und darauf hinweist, dass nun auch die anderen Teilnehmenden ihre Erfahrungen mitteilen dürfen. Auch können unpassende Kommentare auf einem Flipchart notiert und dadurch sichtbar gemacht werden – mit der Info, sie später aufzugreifen. Gelingt es auf indirekte Art nicht, das dysfunktionale Verhalten zu reduzieren, empfehlen Rabovsky et al. (2009), den Teilnehmenden direkt auf sein Verhalten anzusprechen. Lässt sich das Problem nicht in der Gruppe lösen, bietet es sich an, das Verhalten in einem Vier-Augen-Gespräch in der Pause oder am Ende der Einheit zu besprechen. Natürlich kann es vorkommen, dass eine ganze Gruppeneinheit schwierig und zäh verläuft, wenn beispielsweise kein Teilnehmender aktiv mitarbeitet und nur wenige auf offene Fragen antworten. In diesen Situationen kann es helfen, das Verhalten zu spiegeln, z. B.: „Ich habe das Gefühl, dass heute niemand so richtig Lust hat", oder die Gruppenmitglieder direkt anzusprechen, z. B.: „Ich kann mir nicht vorstellen, dass niemandem etwas einfällt – Herr XY fällt Ihnen denn etwas ein?"

2.3.1 Die Rolle der Gruppenleitung

Nun haben Sie bereits viel über die Komplexität von Gruppendynamiken gelesen. Sicherlich werden Sie bereits intuitiv viel tun, um eine ungünstige Entwicklung innerhalb einer therapeutischen Gruppe zu vermeiden. Im vorherigen Absatz wurden bereits ein paar konkrete Handlungsempfehlungen beschrieben. Die folgenden Absätze fassen konkret zusammen, was Therapeuten tun können, um zu einem gelungenen Gruppensetting beizutragen. Alle Handlungsempfehlungen sind jedoch als Vorschläge zu betrachten.

Es empfiehlt sich, bereits vor Beginn der ersten Einheit von Kollegen Informationen über die Klienten, die für die Gruppe geplant sind, einzuholen. Vielleicht hat ein Kollege bereits Erfahrung gesammelt, wie sich der Klient in der Gruppe verhält? Gibt es etwas, auf das Sie besonders achtgeben sollten? Überlegen Sie, welches gemeinsame Anliegen die Klienten haben (→ 2.2). Handelt es sich um Ihre erste HgT-Gruppe, kann es entlastend sein, dies gegenüber den Teilnehmenden zu kommunizieren, damit sich die eigene Unsicherheit nicht auf die Gruppe überträgt.

Zu einer gelungenen Findungsphase können Sie nach Stahl (2007) mit folgenden drei Punkten beitragen:

1. Klären Sie die Teilnehmenden über die bestehenden Gruppenregeln auf (→ 2.4). Gehen Sie bei der Einhaltung der Gruppenregeln mit gutem Beispiel voran.
2. Vermitteln Sie den Teilnehmenden die konkreten Ziele des Kurses, beschreiben Sie, was auf die Klienten zukommt – also was sie als Teilnehmende erwarten dürfen und was von ihnen erwartet wird.
3. Bauen Sie eine Beziehung zu den einzelnen Klienten auf und sorgen Sie dafür, dass sich jeder Klient aufgenommen fühlt. Das Gefühl von Zugehörigkeit trägt zu einer gelungenen Kennenlernphase bei.

Während der Gruppentherapie ist es Aufgabe der Gruppenleitung, die Therapieeinheit zu moderieren. Bereiten Sie sich einen roten Faden vor. Bereiten Sie möglichst mehr vor, als benötigt wird. Die Vorbereitung der unbearbeiteten Themen sparen Sie sich dann für die nächste Einheit. Gerade anfangs vermittelt eine sehr gut strukturierte Einheit allen Beteiligten Sicherheit. Hat sich die Gruppe „gefunden", kann über mehr Mitgestaltung (z. B. bei der Pausenorganisation, der Fantasiereise, bei der Themenwahl) nachgedacht werden. Planen Sie ausreichend Pausenzeiten ein und erkundigen Sie sich bei den Teilnehmenden, ob diese ausreichen. Motivieren Sie die Klienten fortlaufend, Rückmeldung darüber zu geben, ob das geplante Tempo für alle passt. Wertvoll kann es sein, einzelne Klienten frühzeitig anzusprechen, wenn Sie das Gefühl haben, dass sich dieser Klient nicht wohlfühlt. Wählen Sie dazu am besten eine Situation, in der Sie den Klienten alleine sprechen können, z. B. während der Pause. Als Gruppenleitung fällt es Ihnen zu, auf schwächere Teilnehmer Rücksicht zu nehmen und lautere Klienten zu begrenzen. Hilfreich können die weiter oben beschriebenen Handlungsempfehlungen sein.

Arbeiten Sie bei der Umsetzung der Ziele gemeinsam mit den Klienten. Nützlich ist dabei eine klientenzentrierte Haltung, in der Sie den Klienten als Experten des eigenen Lebens betrachten und Sie selbst als Berater fungieren. Ziel ist es, die Klienten ins aktive Tun zu bringen. Nutzen Sie bei der Planung der Aktivitätsveränderungen und der langfristigen Ziele deshalb Ihr ergotherapeutisches Fachwissen über Betätigung, um eine Unter- oder Überforderung des Klienten zu vermeiden. Machen Sie sich jedoch auch bewusst, dass nicht Sie alleine für das Gelingen oder Misslingen einer Gruppentherapie verantwortlich sind. Wie in Kapitel 2.3 beschrieben, tragen viele verschiedene Faktoren dazu bei.

Buchempfehlung: Weitere Informationen zu den Themen *Gruppendynamik, Komplikationen in den einzelnen Gruppenphasen und der Umgang damit* finden Sie in: Stahl, E. (2007). Dynamik in Gruppen. Handbuch der Gruppenleitung (2. Aufl.). Weinheim Basel: Beltz Verlag.

2.4 Gruppenregeln

Gruppenregeln tragen zu einem gelungenen Gruppensetting bei. Sie helfen dabei, Erwartungen und Rollen zu klären. Gelingt es einem Teilnehmenden nicht, die Gruppenregeln zu achten, kann dies nach König (2012) eine Kontraindikation für die Teilnahme darstellen.

Aus eigener Erfahrung sind dabei folgende Regeln lohnenswert:

- Wertschätzendes und respektvolles Verhalten, freundlicher Umgang miteinander, gegenseitiger Respekt – auch vor der Lebensgeschichte des jeweiligen anderen

- Eigene Bedürfnisse und die der anderen werden gleichermaßen respektiert
- Besprochenes wird nicht nach außen getragen, sondern bleibt in der Gruppe (Schweigepflicht)
- Während eine Person spricht, hören die anderen zu und lassen die Person ausreden
- Alle Teilnehmenden erscheinen pünktlich zum vereinbarten Termin
- Alle Teilnehmenden respektieren die Aussage: „Darüber möchte ich in der Gruppe nicht sprechen". (Anm.: Da es hilfreich und befreiend sein kann, über schambehaftete Themen zu sprechen, dem Betreffenden die Möglichkeit bieten, zunächst im Anschluss an die Gruppe oder während der Pause mit der Gruppenleitung sein Anliegen zu besprechen und gemeinsam zu überlegen, wie dieses in der Gruppe thematisiert werden kann.)
- Konstruktive Kritik oder Verbesserungsideen dürfen in Ich-Botschaften formuliert werden, Fragen und Ideen/Anregungen an die Gruppenleitung sind jederzeit erlaubt

2.5 Bedeutsame Themen von HgT als Gruppentherapie

In diesem Abschnitt werden Themen benannt, die aufgrund der Therapieinhalte und des Ablaufs von HgT in einer Gruppentherapie insbesondere beachtet werden sollten.

2.5.1 Stigmatisierung

Laut der DGPPN (2018) bedeutet Stigma die Besetzung mit negativen Klischees oder Stereotypen aufgrund eines bestimmten Merkmals, wie beispielsweise einer psychischen Erkrankung. Vermutlich haben viele der Teilnehmenden Stigmatisierung in Form von Ausgrenzung, Diskriminierung und Begegnung mit Vorurteilen bereits erfahren. Als Folge von Diskriminierung können unter anderem sozialer Rückzug, das Geheimhalten der Erkrankung, das Meiden von Hilfsangeboten und auch Selbststigmatisierung auftreten. Die gemachten Erfahrungen der Teilnehmenden können Einfluss auf das „Sichöffnen" in der Gruppe haben und sollten von der Gruppenleitung stets beachtet werden.

2.5.2 Selbststigmatisierung

Aus erlebter Stigmatisierung kann es zu einer Selbststigmatisierung kommen, insbesondere wenn sich die Teilnehmenden zu Beginn des Programms mit eigenen

Verhaltensweisen auseinandersetzen müssen (DGPPN, 2018). Scham und Aussagen wie: „Das macht doch eh keinen Sinn" oder: „Warum soll ich es überhaupt versuchen?", können Folgen einer Selbststigmatisierung darstellen. Bei vielen Klienten besteht das Gefühl, selbst nichts an ihrem Leben verändern zu können und in ihren Routinen gefangen zu sein. Sie müssen das Gefühl der Selbstwirksamkeit erst wieder erlernen. Dies gelingt umso leichter, je kleiner die anfänglichen schnellen Veränderungen gewählt werden. Häufig ist es auch hilfreich, wenn die Klienten merken, dass andere Teilnehmende ähnliche Erfahrungen gemacht haben. Eine klientenzentrierte Haltung und Empowerment können, ebenso wie Psychoedukation (Vauth, 2012), zur Reduktion von Selbststigmatisierung beitragen.

2.5.3 Scham- und Versagensgefühle

Insbesondere durch das Ausfüllen des Zeit-Nutzungs-Protokolls, das zudem in der Anfangsphase der Gruppenbildung bearbeitet und besprochen wird, können bei den Klienten eventuell Selbststigmatisierung, Gefühle von Scham oder Versagen ausgelöst werden und vorherrschen. Hier ist es hilfreich, als Gruppenleitung immer wieder zu betonen, dass jeder Themen hat, über die er nicht gerne spricht, und dass alle Klienten an der Therapie teilnehmen, um etwas zu ändern. Auch das Angebot eines Einzelgesprächs (→ 1.2 Praxistipp) kann förderlich sein, um Anspannung und Unwohlsein bei einzelnen Klienten zu reduzieren. Die Versagensängste bei der Planung von Veränderung können durch die Förderung einer Haltung des Experimentierens gefördert werden (Experimente dürfen schiefgehen!). Nach Hilgers (2010) übernimmt die Gruppenleitung eine maßgebliche Rolle beim Umgang mit Schamgefühlen. Hilfreich während der Selbstöffnung können bereits frühzeitig eingestreute Kommentare sein, z. B.: „Es ist gar nicht einfach, über diese Themen in der Gruppe zu sprechen" (ebd., S. 123) oder: „Schon alleine, dass Sie hier sind und etwas verändern wollen, ist mutig".

2.5.4 Wettkampfdenken zwischen den Teilnehmenden und gegenseitiger Vergleich

Menschen mit einer psychiatrischen Erkrankung, insbesondere einer depressiven Störung, haben bereits häufig Gefühle von Wertlosigkeit erlebt und besitzen oft ein reduziertes Selbstwertgefühl. Nach Wolfersdorf und Rupprecht (2001) geht dies mit einer hohen Leistungserwartung und mit der Absicht, die vorgenommenen (meist zu hohen) Leistungen unbedingt erreichen zu wollen, einher. Weiterhin haben Menschen das dringende Bedürfnis, zu einer Gruppe dazuzugehören, wozu auch eigene Wünsche und Grenzen unterdrückt werden. Nach Herkner (1996) wird der

Selbstwert durch den selbstwertmindernden Vergleichs- und selbstwertsteigernden Reflexionsprozess beeinflusst. Vereinfacht lässt sich sagen: Der Selbstwert sinkt, wenn man sich mit einer Person vergleicht, die eine bessere Leistung erzielt hat; dagegen steigt der Selbstwert, wenn man selbst etwas besser gemacht hat und dies auch reflektiert. Eine Selbstwertminderung kann nach Herkner (1996) auf folgende Weise aufgehoben werden: Es kann die eigene Leistung gesteigert, die Leistung der anderen Person durch Störung verschlechtert oder das eigene Selbstbild (Werte, Ziele …) angepasst werden. Das Wissen über diese Prozesse kann dazu beitragen, ungünstige Gruppendynamiken aufzudecken. Während des gesamten Therapieprozesses stellt dieser Unterpunkt eine Herausforderung für die Teilnehmenden dar. Als Gruppenleitung kann man beispielsweise durch die Besprechung des Vulnerabilitäts-Stress-Modells (siehe Zusatzinformationen) dem Wettkampfdenken und der Erfüllung oder Anpassung des eigenen Leistungsanspruchs entgegenwirken. Auch der permanente Hinweis, dass jeder Mensch individuelle Stärken und Schwächen besitzt und einen individuellen Alltag mit verschiedenen Belastungen lebt, kann hilfreich sein. Bei der Planung der „schnellen Veränderungen" (und später der „längerfristigen Veränderungen") sollte darauf geachtet werden, dass pro Einheit und Klient nur eine Veränderung geplant wird. Stellt sich in der nächsten Einheit heraus, dass diese eine Veränderung tatsächlich zu „leicht" gewesen ist, kann über eine Steigerung nachgedacht werden.

Aus der Praxis: In einer Gruppe plante ein Teilnehmer bei den Aktivitätsexperimenten vier Veränderungen für die kommende Woche ein, obwohl es die klare Vorgabe gab, sich nur eine Veränderung zu überlegen, und stellte alle Pläne auch im Plenum vor. Umgesetzt hat er schlussendlich nur eine Veränderung. Dennoch wirkte sich dieses Verhalten auf die anderen Teilnehmenden aus, sodass auch sie begannen, sich mehrere Änderungen gleichzeitig vorzunehmen. Als Folge davon übernahmen alle Teilnehmenden das Leistungsdenken dieses Teilnehmers. Sie verglichen sich mit ihm und nahmen nicht mehr ihre eigene Belastungsgrenze (→ Zusatzinformationen: Vulnerabilitäts-Stress-Modell) wahr. Genau dies sollte jedoch vermieden werden.

2.5.5 Inhalte und Tempo an Fähigkeiten und Fertigkeiten jedes Teilnehmenden anpassen

Alle Teilnehmenden sollen sich während der Therapie und in ihrer Rolle (→ 2.3) wohlfühlen. Wesentlich ist es, dass sich die Klienten weder unter- noch überfordert fühlen. Das gemeinsame Durchsprechen von Arbeitsblättern, ein kontinuierliches Auffordern, Fragen zu stellen, sowie genügend Zeit, um die Arbeitsblätter auszufüllen, können dabei helfen, die Fähigkeiten der einzelnen Klienten einzuschätzen. Arbeiten einzelne Klienten deutlich schneller als die anderen, können sie dazu ermuntert werden, das anstehende Arbeitsblatt noch differenzierter zu bearbeiten. Weiterhin können sie dazu motiviert werden, andere Teilnehmende zu unterstützen, eine Pause zu machen oder eine Achtsamkeitsübung durchzuführen. Auch ist es möglich, sich die vorherigen Arbeitsblätter anzusehen.

3 Ablauf

3.1 Ablauf einer Therapieeinheit

Die Gruppentherapie sollte an Fähigkeiten und Fertigkeiten jedes Teilnehmenden angepasst werden (DGPPN, 2018). Wie in Kapitel 2.3 beschrieben, kann es hilfreich sein, verschiedene Möglichkeiten zur Reflexion einzuplanen. Folgender Ablauf hat sich bewährt:

1. Für angenehme Raumatmosphäre sorgen (Tee/Kaffee bereitstellen, angepasste Temperatur, Raum lüften)
2. Begrüßung
3. Blitzlicht: Wie geht es Ihnen? Wie ist es Ihnen in der letzten Woche ergangen?
4. Reflexion der vorangegangenen Einheit: Gibt es Fragen?
5. Ausblick auf die aktuelle Einheit (und evtl. auf die nächsten Wochen → die Klienten sollen sich „informiert fühlen")
6. Bearbeiten der Arbeits- und Informationsblätter mit vereinbarter Pause
7. Gemeinsame Diskussionsrunde/Austausch über die Inhalte der Einheit
8. Reflexion der aktuellen Einheit: Gibt es Fragen?
9. Fantasiereise
10. Verabschiedung

Praxistipp Arbeitsblätter: In der praktischen Anwendung hat es sich bewährt, den Klienten in der ersten Einheit einen A4-Ordner (oder zumindest einen Heftstreifen) zum Abheften der Arbeitsblätter auszuteilen. Die Arbeitsblätter werden nach und nach verteilt – jeweils nur die, die für die Einheit benötigt werden. So kann vermieden werden, dass besonders fleißige Teilnehmer bereits vorarbeiten. Die Ordner werden von den Teilnehmenden mitgenommen – könnten aber auch, unter Einhaltung des Datenschutzes, im Therapieraum bzw. Büro gelagert werden.

Praxistipp Fantasiereise: Fantasiereisen zählen zum psychotherapeutischen Verfahren der Imagination. Sie ermöglichen Stressabbau sowie Entspannung und können die Kreativität anregen. Laut Adams (2016) müssen sich die Teilnehmenden jedoch auf das Verfahren einlassen können, um davon zu profitieren. Gelingt dies, kann ein entspannter, schlafähnlicher Zustand erreicht werden, der Abstand zum oftmals turbulenten Alltag bietet (ebd.). Wie in den Zusatzinformationen (→ 6.5) beschrieben, sollten die Fantasiereisen immer derselben Struktur aus Einleitung, Hauptteil und Ausleitung folgen. Sinnvoll ist es, den Teilnehmenden vor Durchführung der ersten Einheit zu erklären, warum eine Fantasiereise durchgeführt wird und wie diese abläuft.

Praxistipp Pausen: Die Praxis zeigt, dass es förderlich sein kann, die Gestaltung der Pausen im Sinne des Empowerments mit der Gruppe zu besprechen. Es hat sich bewährt, die Pausen flexibel zu gestalten. In manchen Einheiten bietet sich eine gemeinsame, festgelegte Pause von ca. zehn Minuten in der Hälfte der Einheit an. Der Vorteil einer gemeinsamen, festgelegten Pause ist, dass die Teilnehmenden untereinander mehr ins Gespräch kommen. Dies trägt zur Festigung der Gruppe bei. Ist in einer Einheit das selbstständige Ausfüllen vieler Arbeitsblätter (z. B. Einheit 3 bis 5) vorgesehen, kann es aber auch sinnvoll sein, dass jeder seine Pausenzeit selbst wählt. Während der Pause können die Teilnehmenden den Therapieraum verlassen und z. B. eine kleine Runde spazieren gehen. Jeder Klient sollte das tun können, was er benötigt, um sich zu erholen. Dies kann beispielsweise auch Rauchen sein.

Praxistipp Aktivitätsveränderungen: Es hat sich gezeigt, dass viele Klienten von der durch HgT geförderten Sichtweise des Aktivitätsexperiments bei der Durchführung von Aktivitätsveränderungen profitieren. Dies gilt insbesondere für den Umgang mit Misserfolgen. Es kann hilfreich sein, die Klienten ab Einheit 6 vermehrt darauf hinzuweisen, dass Experimente schiefgehen dürfen. Die geplanten Veränderungen sind also ein Versuch – nicht mehr, aber auch nicht weniger. Ein Versuch, der schiefgehen darf – eine Art Probe, die zu nichts verpflichtet, selbst wenn sie gelingt.

3.2 Ablauf des gesamten Therapieprozesses

Dieses Kapitel stellt den gesamten Therapieprozess, angepasst an eine Gruppengröße von fünf Teilnehmenden und 120 Minuten/Woche, sowie die Rahmenbedingungen einer Psychiatrischen Institutsambulanz dar. Es hat sich bewährt, den Therapieprozess in 15 Einheiten zu unterteilen. Eventuell ist es jedoch notwendig, die vorgeschlagenen Therapieinhalte- und abläufe flexibel an die individuellen Rahmenbedingungen anzupassen. Als hilfreich hat es sich erwiesen, alle Arbeitsblätter der aktuellen Einheit zunächst gemeinsam mit den Teilnehmenden durchzusprechen (auch die Informationsblätter) und die Klienten danach die Arbeitsblätter einzeln ausfüllen zu lassen. Anschließend werden die ausgefüllten Arbeitsblätter wieder im Plenum besprochen.

Zur Veranschaulichung und zum besseren Verständnis des Therapieprozesses wird im Folgenden jedem Kapitel ein fortlaufendes fiktives Fallbeispiel vorangestellt, in dem mögliche Therapiesituationen dargestellt werden. Die Therapiegruppe besteht dabei aus: Herrn Schmidt, Frau Müller, Frau Arkides, Frau Nowak und Herrn Demir sowie der Ergotherapeutin Anna.[1]
Im Fokus steht dabei der Therapieprozess von Herrn Schmidt. Um das Fallbeispiel übersichtlich zu gestalten, werden die anderen Teilnehmenden nur erwähnt, wenn aufkommende Gruppendynamiken den Therapieprozess beeinflussen.

1 Ähnlichkeiten zu tatsächlichen Personen sind rein zufällig.

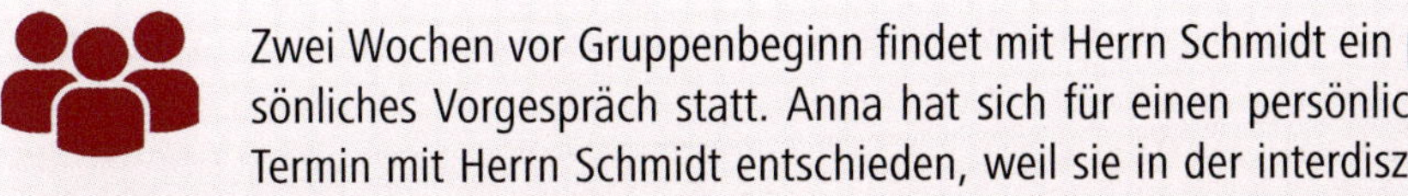

Zwei Wochen vor Gruppenbeginn findet mit Herrn Schmidt ein persönliches Vorgespräch statt. Anna hat sich für einen persönlichen Termin mit Herrn Schmidt entschieden, weil sie in der interdisziplinären Teambesprechung nur wenig über ihn in Erfahrung bringen konnte. Im Vorgespräch klärt Anna Herrn Schmidt darüber auf, was das Therapieangebot beinhaltet und welche Anforderungen an ihn gestellt werden. Herr Schmidt zeigt sich besorgt, dass er sich in der Gruppe öffnen muss. Anna weist darauf hin, dass viele Klienten diese Sorge geäußert haben. Sie versichert ihm, dass er die anderen Teilnehmenden zuerst kennenlernen wird, erklärt ihm, dass er sich nur so viel beteiligen muss, wie es ihm möglich ist, und er auch die Möglichkeit eines Einzelgesprächs nutzen kann. Sie weist zudem auf Gruppenregeln hin, die in der ersten Einheit mit der Gruppe besprochen werden. Sie verdeutlicht, dass alle an der Gruppe teilnehmen, weil sie ebenfalls Probleme mitbringen. Herr Schmidt füllt, nachdem er beruhigter ist, mit Anna die Arbeitsblätter 1.3 bis 1.5 aus.
In der gemeinsamen Besprechung der Arbeitsblätter werden folgende Einschränkungen in den Aktivitätsmustern sichtbar: Herr Schmidt erlebt eine für ihn nicht zufriedenstellende Betätigungsbalance, er macht wenige Dinge, die ihm Freude bereiten, und fühlt sich meist aufgeregt oder überfordert. Aufgrund seiner sozialen Phobie verbringt er die meiste Zeit alleine. Bei Arbeitsblatt 1.4 setzt Herr Schmidt in jeder Zeile einen Haken. Er bemerkt zudem, dass ihm die Menschen, mit denen er in regelmäßigem Kontakt steht, häufig sagen, er solle mehr tun und mehr unter Menschen gehen. Nach der groben Evaluation dieser Betätigungsbereiche zeigt sich Herr Schmidt durchaus niedergeschlagen. Anna bestärkt ihn darin, an der Therapie teilzunehmen, weil nur so Änderungen geschehen können. Herr Schmidt ist weiterhin besorgt darüber, ob er mit den anderen Gruppenteilnehmern zurechtkommt, möchte die Teilnahme an der Gruppentherapie jedoch versuchen. Hilfreich ist für ihn, dass ihm Anna schon bekannt ist und sie über seine größten Problembereiche Bescheid weiß. Anna fragt Herrn Schmidt abschließend, ob es noch ungeklärte Fragen gebe oder ob er sonst noch Sorgen habe – dies wird von Herrn Schmidt verneint.

Eine Woche vor Gruppenbeginn telefoniert Anna mit Frau Nowak. Sie ist Anna von früheren Therapieaufenthalten bekannt. Frau Nowak hatte sich bei ihrem letzten Aufenthalt interessiert an HgT gezeigt, jedoch keinen Platz bekommen. In der Vorbereitung auf das Telefonat reflektiert Anna mithilfe des Arbeitsblattes 1.2 eine eingeschränkte Hilfsbereitschaft bei Frau Nowak und kommentiert sie mit „teilw. streitsam, eingeschränktes Sozialverhalten“. Für das Telefonat nimmt sie sich vor, Frau Nowak auf die bestehenden Gruppenregeln hinzuweisen. Während des Telefongesprächs informiert Anna auch Frau Nowak über die Inhalte der Therapie. Frau Nowak zeigt sich neugierig, äußert jedoch die Sorge, ob sie sich mit den anderen Teilnehmenden versteht. Gemeinsam reflektieren Anna und Frau Nowak die bisherigen Teilnahmen an Gruppentherapien und Anna merkt in diesem Zusammenhang die Wichtigkeit von Gruppenregeln an. Durch den ressourcenorientierten Blick auf die meist erfolgreiche Teilnahme an früheren Gruppentherapien können die Bedenken abgemildert werden. Frau Nowak kann so zur Teilnahme motiviert werden. Zusammen gehen Anna und Frau Nowak telefonisch die Arbeitsblätter 1.3 bis 1.5 durch, um grob die Problembereiche zu evaluieren. Auch bei Frau Nowak zeigt sich ein unausgewogenes Verhältnis von Freizeit, Produktivität, Selbstfürsorge und Erholung. Sie merkt an, keine Routinen zu haben. Sie treffe viele Menschen, habe jedoch oft ein Gefühl von Einsamkeit. Frau Nowak wirkt motiviert, diese Bereiche während HgT zu bearbeiten. Nach erfolgter Terminvereinbarung wird das Gespräch beendet.

Verwendete Arbeits- und Informationsblätter* aus dem Hauptmanual AB = Arbeitsblatt IB = Information(sblatt)	**Inhalt**
	Einzeltherapeutisches Vorgespräch zum Kennenlernen der Klienten:
AB 1.3: Meine aktuellen Aktivitätsmuster AB 1.4: Vorteile meiner aktuellen Aktivitäten AB 1.5: Was sagen andere über meine Aktivitätsmuster? AB 1.1 + 1.2: Kann zur Besprechung mit den Überweisenden/dem Team genutzt werden	**Erhebung der aktuellen Aktivitätsmuster** – warum könnte es sinnvoll sein, an dem Therapieangebot teilzunehmen? Gemeinsam mit dem Klienten Ziel und Motivation herausarbeiten, groben Ablauf erklären, Thema Scham und Offenlegung thematisieren Ein Telefongespräch ist ebenso möglich. Die Arbeitsblätter können vom Klienten zu Hause vorbereitet werden oder auch weggelassen werden. Sind alle Klienten gut bekannt, können die Arbeitsblätter 1.3 bis 1.5 auch als Einstieg in die erste Einheit verwendet werden.

* Arbeitsblätter, die in diesem Buch zu finden sind, sind entsprechend als „Zusatzinformationen" gekenneichnet.

Vor Beginn der ersten Gruppeneinheit lüftet Anna den Gruppenraum gut durch, stellt Getränke auf den Tisch und legt Stifte bereit. Die benötigten Arbeitsblätter und eine ausgewählte Fantasiereise liegen ebenfalls bereit. Die Flipchart hat Anna für alle Teilnehmenden gut sichtbar aufgehängt. Nach und nach erscheinen die Teilnehmenden Herr Schmidt, Frau Müller, Frau Arkides, Frau Nowak und Herr Demir. Anna begrüßt alle Teilnehmenden freundlich mit Namen und weist auf die Möglichkeit hin, sich Getränke zu nehmen. Dann ordnet sie noch einmal bewusst ihre Unterlagen und schließt die Fenster, um den Klienten Zeit zum Ankommen zu geben. Anschließend heißt sie alle Teilnehmenden willkommen und beschreibt mithilfe der vorbereiteten Flipchart das Ziel der gesamten Therapie. Sie stellt weiterhin den Ablauf des Therapieprozesses grob vor und gibt Ausblick auf die heutige Einheit. Nachdem Anna noch die Rollenerwartungen geklärt und die Gruppenregeln besprochen hat, wendet sie sich an die Klienten und erkundigt sich, ob es dazu noch Fragen gibt. Frau Müller möchte wissen, ob Hausaufgaben vorgesehen sind, dies wird von Anna bejaht.
Anschließend bittet Anna die Klienten, sich kurz mit Namen vorzustellen und zu berichten, was sich jeder Einzelne von der Teilnahme erhofft. Bei Herrn Schmidt beobachtet Anna nun deutliche Zeichen der Anspannung. Er hat seine Hände zur Faust geballt und starrt auf den Tisch vor sich. Anna betont deshalb, dass viele Menschen Schwierigkeiten haben, vor einer Gruppe zu sprechen, und dass es von jedem Einzelnen Mut erfordere, anwesend zu sein. Sie weist erneut darauf hin, dass jeder nur so viel sagen müsse, wie er könne, und sie erinnert an die Informationen aus den Vorgesprächen und Telefonaten. Sie unterstützt so die Teilnehmenden, die sich nicht trauen, ihr Problem vor der Gruppe zu äußern. Herrn Schmidt kostet es sichtlich Überwindung, vor den anderen Teilnehmenden zu sprechen. Nachdem er seinen Namen genannt hat, erwähnt er, dass er hier sei, um mehr Aktivitäten zu finden, die ihm Spaß und Freude bereiten. Anna bedankt sich wie bei jedem anderen Teilnehmenden für seine Offenheit. Für die Pause motiviert Anna die Teilnehmenden, draußen frische Luft zu schnappen. Die Pause bietet auch Gelegenheit für erste Kontakte untereinander. Dies wird von der Hälfte der Teilnehmenden genutzt. Frau Müller bleibt mit Frau Nowak im Therapieraum und tauscht sich über die bisherige Therapieeinheit aus. Nach der Pause stellt Anna den Teilnehmenden das Zeit-Nutzungs-Protokoll vor und erklärt dessen Zweck. Gemeinsam werden die vier Betätigungsbereiche Selbstversorgung, Produktivität, Freizeit und Erholung anhand von Beispielen besprochen. Dabei betont Anna, dass die gleiche Betätigung von unterschiedlichen Personen in verschiedene Betätigungsbereiche eingeordnet werden kann (→ Einheit 2, S. 35).

Anna teilt jedem Teilnehmenden zudem die Information *2.2 (Tägliche Aktivitäten codieren)* aus und bittet alle Teilnehmenden, das Zeit-Nutzungs-Protokoll so genau wie möglich zu beschreiben. Frau Nowak fragt, was denn ein typischer Tag sei, da bei ihr jeder Tag unterschiedlich sei. Anna antwortet, dies sei ein häufiges Problem, und erklärt, dass ein typischer Tag normalerweise kein Wochenende sei und überwiegend Routinen, also Aktivitäten, die regelmäßig und üblicherweise durchgeführt werden, enthalte. Weiterhin bietet Anna Frau Nowak an, bei Bedarf ein zweites Protokoll anzufertigen.

Während Anna im Raum herumgeht und mit jedem Teilnehmenden kurz spricht, fällt ihr auf, dass Herr Schmidt lange Phasen der passiven Freizeit notiert, die er jedoch nicht genauer benennt. Auf ihre Nachfrage, was genau er in dieser Zeit mache, kann Herr Schmidt auch die passiven Phasen noch einmal differenzierter darstellen. Anna bestärkt ihn dahingehend, dass es sich hierbei um dieselben Schwierigkeiten handele, die ja schon im Vorgespräch festgestellt wurden, und dass er (wie die anderen auch) hier sei, um dies zu ändern.

Herr Demir ist mit dem Zeit-Nutzungs-Protokoll sehr schnell fertig und schaut sich suchend im Raum um, damit setzt er die anderen Teilnehmenden durch sein Verhalten unter Druck. Frau Nowak bemerkt sogar für alle hörbar, dass natürlich Herr Demir wieder der Schnellste sei. Anna geht zu Herrn Demir und bespricht mit ihm leise kurz das Protokoll. Ihr fallen viele Lücken auf. Durch explizites Nachfragen nach einzelnen typischen Aktivitäten (wie Körperpflege) und den erneuten Hinweis, dass auch Fahrten zu und von einer Aktivität benannt werden dürfen, gelingt es Herrn Demir, weitere Aktivitäten einzufügen. Anna bittet Herrn Demir, das komplette Protokoll erneut zu überarbeiten.

Ziel des Therapieangebots darstellen

Z. B.: *Im Rahmen dieses Kurses werden Sie lernen, wie man Aktivitätsveränderungen planen kann, um Herausforderungen des täglichen Lebens zu begegnen.*
Z. B.: *Ziel ist es, Ihre persönliche Betätigungsbalance, Ihr Wohlbefinden und Ihre Teilhabe trotz krankheitsbedingter Einschränkungen zu verbessern.*

- **Vorstellungsrunde:**
  Name + was erwarten/erhoffen Sie sich von der Teilnahme?
- **Ablauf darstellen (Stunde + gesamter Kurs)**
  Betonung der drei Grundsätze:
  - Klientenzentriert: *Sie werden als Experte für Ihr eigenes Leben respektiert.*
  - Üben ist eine Partnerschaft: *Sie stehen bei Veränderungen nie „alleine" dar, alles findet auf Augenhöhe statt.*
  - Jede Veränderung geschieht sensibel, persönliche Bedürfnisse werden berücksichtigt
- **Brainstorming:**
  Welche Vorteile können sich aus der Teilnahme am Kurs ergeben?
  Siehe Zusatzinformationen (→ 6.4)
- **Erwartungen und Rollen klären** (Hinweis auf Hausaufgaben)
- **Gruppenregeln**

AB 2.1: Tägliches Zeit-Nutzungs-Protokoll

IB 2.2: Tägliche Aktivitäten codieren

Optional:
AB 2.2: Die Nutzung meiner täglichen Zeit

Persönliche Aktivitätsmuster verstehen – Informationen sammeln (I)

- Vorstellung des Zeit-Nutzungs-Protokolls und Begründung, warum das Protokoll wichtig ist (stationäre Klienten beschreiben dabei ihren alltäglichen Tagesablauf ohne Klinikaufenthalt)
- Zunächst gemeinsam darüber sprechen, was alles Aktivitäten des täglichen Lebens sein können (hilfreich: *Information 2.2*)
- Zeit-Nutzungs-Protokoll von jedem Klienten ausfüllen lassen, Zeit nehmen dafür (auch über mehrere Einheiten), da es die Grundlage aller folgenden Einheiten bildet, zur Diskussion der Teilnehmenden untereinander motivieren (z. B.: „Was machst du morgens?")

Anstatt des Zeit-Nutzungs-Protokolls kann auch das Arbeitsblatt *2.3 Betrachtung der Balance meiner Aktivitäten* genutzt werden. Es kann insbesondere für Menschen, die mit dem Zeit-Nutzungs-Protokoll überfordert sind, hilfreich sein. Jedoch wird hier viel vorgegeben, was aus eigener Erfahrung häufig zulasten des individuellen Betätigungsmusters eines jeden Teilnehmenden gehen kann.

Gemeinsam wird die Einteilung für die verschiedenen Betätigungsbereiche wiederholt. Herr Schmidt schaut nachdenklich auf sein vorliegendes Arbeitsblatt und die Flipchart, auf der die Einteilung zusätzlich notiert ist. Anna spricht Herrn Schmidt an und fragt, ob er alles verstanden habe oder ob sich Fragen ergeben haben. Mit dem Hinweis, dass die Frage vermutlich auch für die anderen Teilnehmenden hilfreich sein könne, gelingt es ihr, Herrn Schmidt zu ermutigen, vor der Gruppe zu sprechen. Er bemerkt, dass es für ihn unklar sei, wann beispielsweise „sich etwas Gesundes kochen" zu Selbstversorgung und wann es zu Produktivität oder gar Freizeit zähle.
Anna erklärt, dass dies jeder individuell zuordnen darf – und es kein Richtig oder Falsch gibt. Sie führt aus, dass dabei die Intention, mit der man etwas tut, hilfreich bei der Einteilung sein kann – und verdeutlicht dies am genannten Beispiel von Herrn Schmidt: Koche man sich beispielsweise ein Essen, bei dem die Gesundheit – z. B. Abnehmen – im Vordergrund steht, könne man das Kochen zur gesundheitsbezogenen Selbstversorgung zählen. Stehe die Pflicht dahinter, überhaupt etwas zu essen, zähle es zu Produktivität. Koche man dagegen „nur" aus Spaß an der Freude, könne es der Freizeit zugeordnet werden.

Anna fordert die Teilnehmenden auf, für die Einteilung zur besseren Übersicht Farbstifte zu verwenden. Sie gibt weiterhin die Anweisung, die Minutenwerte für jeden Bereich zusammenzuzählen. Anschließend betont Anna, dass das Leben jedes Einzelnen individuell ist und somit ein Vergleich untereinander kaum möglich ist. Herr Schmidt wirkt in der gemeinsamen Besprechung überrascht, wie viel er ja doch tut, insbesondere wenn er sich mit den Angaben des Statistischen Bundesamts vergleicht (→ *Information 2.3*). Außerdem äußert er in der abschließenden Reflexion, dass er gleich ein paar Ideen gehabt habe, was er gerne ändern möchte. Frau Müller freut sich mit ihm, dies verstärkt Herrn Schmidts Zufriedenheit, obwohl er sich sichtlich schwertut, das Lob anzunehmen.

Zum Abschluss dieser Einheit gibt Anna einen Ausblick auf die nächsten Einheiten. Sie teilt den Teilnehmenden mit, dass in den nächsten Einheiten alle Betätigungsbereiche genau betrachtet werden und gibt einen Überblick über die Arbeitsblätter (→ 6.4), sie betont dabei die eingeplante Zeit. Gemeinsam mit der Gruppe vereinbart sie, künftig jeweils zu Beginn einer Einheit zwei Arbeitsblätter auszuwählen, die gemeinsam besprochen und bearbeitet werden.

Sie betont erneut die Gruppenregeln und gibt Hinweise für die folgende Einheit. Während sie diese den Gruppenmitgliedern darstellt, fällt ihr auf, dass die Gruppe etwas unruhig wird. Frau Nowak ruft dazwischen, dass das ja ganz schön viel sei. Durch beifälliges Nicken einiger anderer Gruppenmitglieder merkt Anna, dass die anderen Teilnehmenden diese Sorge teilen. Sie weist noch einmal darauf hin, dass genügend Zeit eingeplant sei, jeder im eigenen Tempo arbeiten könne und stets Fragen gestellt werden dürfen. Frau Nowak zeigt sich daraufhin beruhigt, dies überträgt sich auf die anderen Teilnehmenden.

Persönliche Aktivitätsmuster verstehen – Informationen sammeln (II)

AB 2.1: Tägliches Zeit-Nutzungs-Protokoll
AB 2.2: Die Nutzung meiner täglichen Zeit
IB 2.3: Zeitverwendung von erwachsenen und von berenteten Deutschen

- **Weiterführung:** Zeit-Nutzungs-Protokoll
- **Auswertung:**
  - Hilfreich: für jeden Bereich einen anderen Farbstift verwenden
  - Vergleich mit Quelle Statistisches Bundesamt (Information 2.3) und gemeinsamer Erfahrungsaustausch. Abschließend zeichnet jeder Teilnehmende seine zusammengezählten Minuten in das vorgegebene Balkendiagramm ein. Hier können ebenfalls die zuvor verwendeten Farbstifte verwendet werden.

Dies ist eine Situation, in der die Gruppenleitung insbesondere auf Unbehagen, Angst oder negative Gefühle bei den Teilnehmenden achten sollte. Die Teilnehmenden kennen sich untereinander noch nicht sehr gut und die „harten Daten" machen einen Vergleich schnell möglich. Hilfreich kann der erneute Hinweis sein, dass – egal wie „schlecht" die Zahlen jetzt sind – jeder einzelne Klient an der Gruppe teilnimmt, um dies zu ändern.

- Ausblick auf die kommenden Einheiten **(Aktivitätsmuster reflektieren)**, kurze Vorstellung der einzelnen Arbeitsblätter.
- Hinweis auf Grundhaltung:
  - *Es geht darum, den Ist-Stand zu erheben, um Veränderungswünsche zu erkennen*
  - *Nur Sie bewerten sich*
  - *Sie nehmen an der Gruppe teil, das ist mutig*
  - *Sie bestimmen das Tempo*
  - *Sie entscheiden*
  - *Jeder bearbeitet die Arbeitsblätter in seinem Tempo und entscheidet, welche Arbeitsblätter für ihn wichtig sind*

In den weiteren Einheiten erheben die Klienten die verschiedenen Betätigungsbereiche. Herr Schmidt meldet in den Reflexionen zurück, insbesondere in den Bereichen Betätigungsbalance und Zufriedenheit Verbesserungsbedarf zu haben. Es gelingt ihm zunehmend leichter, in der Gruppe zu sprechen. Gut angefreundet hat er sich mit Frau Müller – beide Teilnehmenden bestärken sich gegenseitig und tauschen sich auch in den Pausen miteinander aus. Herr Demir muss während der Einheiten immer wieder erinnert werden, sorgfältig zu arbeiten. Auch hier wird er jedoch immer eigenständiger und überarbeitet selbstständig sein Arbeitsblatt, wenn er bemerkt, dass die anderen Teilnehmer noch nicht fertig sind. Bei Frau Arkides merkt Anna, dass manche in den Arbeitsblättern genutzte Begriffe etwas schwieriger zu verstehen sind. Anna erklärt sie beim Durchsprechen der Arbeitsblätter verständlich – ohne Frau Arkides direkt anzusprechen/anzusehen. Während die Teilnehmenden die Arbeitsblätter bearbeiten, geht Anna zu jedem und erkundigt sich individuell, ob es noch Fragen gibt, um so weitere Unklarheiten zu klären, die möglicherweise vor der Gruppe nicht angesprochen werden.

AB 2.4: Bin ich ausreichend körperlich aktiv?
AB 2.5: Mein Tagesablauf und meine tägliche Struktur
AB 2.6: Die Bedeutung meiner Aktivitäten erkennen
AB 2.7: Zufriedenheit mit den Aktivitäten
AB 2.8: Soziale Interaktion durch Aktivitäten
AB 2.9: Zugang zu meiner Nachbarschaft/Gemeinde

Aktivitätsmuster reflektieren (I)

Nach der Begrüßung die Hinweise zur Grundhaltung (s. S. 37) erneut wiederholen. Betonen, dass jeder Teilnehmende sich Zeit dafür nimmt, da die Reflexion die Basis des Kurses darstellt. Die Möglichkeit, (selbst gewählte) Pausen einzulegen, kann erneut erwähnt werden.

Es hat sich herausgestellt, dass es sinnvoll ist, die einzelnen Arbeitsblätter einmal gemeinsam mit der gesamten Gruppe durchzusprechen, um eventuell auftretende Fragen zu klären (nicht jeder traut sich in einer Gruppe, Fragen zu stellen, wenn er etwas nicht versteht). Dennoch sollen die Teilnehmenden dazu motiviert werden, die Arbeitsblätter in der selbst gewählten Reihenfolge zu bearbeiten – auch um zu reflektieren, welche Bereiche ihnen wichtig sind. Als Alternative hat es sich bewährt, mit den Teilnehmenden pro Einheit ca. zwei Arbeitsblätter demokratisch auszuwählen und gemeinsam durchzusprechen. Über diese beiden gewählten Themen werden am Ende der Einheit Erfahrungen ausgetauscht und die Aktivitätsmuster der einzelnen Teilnehmenden werden gemeinsam betrachtet.

Zu Beginn der Blitzlicht-Runde verkündet Herr Demir, aufgrund der bearbeiteten Arbeitsblätter bereits erste Veränderungen ausprobiert zu haben. Anna nimmt dies positiv auf, erwähnt jedoch auch, dass es zum jetzigen Zeitpunkt noch keine Hausaufgabe darstellt, etwas zu verändern. Sie vermittelt den anderen Gruppenmitgliedern, zum jetzigen Zeitpunkt noch nichts ändern zu müssen, dass es aber auch „passieren" darf.
Frau Arkides äußert, dass es ihr heute nicht so gut gehe, warum, wolle sie in der großen Runde nicht sagen. Anna akzeptiert dies und sagt Frau Arkides, dass diese in der Pause gerne auf sie zukommen könne, wenn Gesprächsbedarf bestehe. Frau Arkides soll selbst-fürsorglich nur so viel machen, wie sie es gut schafft.

Aktivitätsmuster reflektieren (II)

Sind alle Arbeitsblätter von allen Teilnehmenden hinreichend bearbeitet und besprochen, werden die Ergebnisse durch das Arbeitsblatt *Beteiligung an Aktivität messen* messbar gemacht. Auch hier ist es hilfreich, alle Fragen zunächst gemeinsam durchzusprechen und sich über die Ebenen der Beteiligung (Information 2.1) auszutauschen.

AB 2.10: **Beteiligung an Aktivität messen**

IB 2.1: **Ebenen der Beteiligung an Aktivität**

In dieser Einheit ist es besonders wichtig, darauf hinzuweisen, dass jeder an „seinem Leben" arbeitet und jeder Stärken und Schwächen hat, um einen Vergleich der Zahlenwerte zwischen den Teilnehmenden zu vermeiden.

Herr Schmidt überlegt sich für dieses Aktivitätsexperiment, einmal die Woche selbstständig das Bad (Toilette, Waschbecken) zu reinigen – schon länger störe ihn dies. Er habe zwar eine Putzfrau, diese komme jedoch nur alle zwei Wochen – dies sei ihm zu selten und sie arbeite zu ungenau.
Nachdem alle Teilnehmenden ihr Aktivitätsexperiment verschriftlicht haben, bittet Anna die Teilnehmenden, die jeweiligen Experimente in der Gruppe vorzustellen. Alle zusammen erstellen dann für jedes Aktivitätsexperiment eine Schätz-Prognose. Während Herr Schmidt sein Experiment vorstellt, wirft Frau Nowak ein, warum er die Putzfrau nicht jede Woche putzen lasse, worauf Herr Schmidt antwortet, dass ihm das zu teuer sei und er außerdem das größere Ziel habe, irgendwann das ganze Haus selbstständig in Ordnung halten zu wollen. Frau Müller merkt an, dass er mit Erreichung des größeren Ziels ja sogar Geld spare und selbst mehr tue, also aktiver sei. Anna bedankt sich für diese Antwort und betont, dass es jedoch um die Schätz-Prognose für dieses Experiment gehe. Nach etwas Bedenkzeit merkt Herr Schmidt an, dass es dann immer sauber sei, und dass er seine Eigenleistung durch das Putzen des Waschbeckens sichtbar machen könne. Dies verstärkt Anna.

Schnelle Veränderungen bei Aktivität erreichen

Um kleinere Aktivitätsexperimente zu planen, werden zunächst gemeinsam in der Gruppe die wichtigen Merkmale dieser Veränderung besprochen (Flipchart):

AB 3.1: Protokoll der Aktivitätsexperimente

Die Veränderung soll:

- *Bedeutung für Sie haben*
- *Sie interessieren*
- *Kein unangenehmes Gefühl auslösen oder Stress machen*
- *Möglichst kein oder wenig Geld kosten*

Anschließend werden gemeinsam Ideen für die Experimente gesammelt. Hilfreich, aber nicht zwingend notwendig, kann hier die Information 3.1 sein. Haben alle Teilnehmenden ihr Experiment verschriftlicht, erfolgt die gemeinsame mündliche Schätz-Prognose aller, um die Motivation der Teilnehmenden erneut zu bestärken:

IB 3.1: Einige Ideen für „schnelle Aktivitätsveränderungen"

Schätz-Prognose: Die Schätz-Prognose umfasst alle Aspekte der Ergebnisse der Veränderung, die die Aktivität einbringt, sowie den Vergleich zwischen dem „Ist-Stand" und „Wie wird es dann sein".

Abschließend werden die Teilnehmenden darin bestärkt, Erfahrungen, die sie in der Woche sammeln, zu verschriftlichen (→ AB 3.1).

Für diese Einheit hat Frau Müller telefonisch abgesagt. Anna gibt ihr im Telefonat die Fragen für die Reflexion des Aktivitätsexperiments durch. Sie erkundigt sich, ob das Experiment geklappt hat. Frau Müller und Anna vereinbaren, dass die Reflexion der Aktivitätsexperimente als Hausaufgabe erfolgt und in der nächsten Einheit während des Blitzlichts gleich zu Beginn thematisiert wird.

Den anwesenden Teilnehmenden teilt Anna im Anschluss an die Blitzlicht-Runde das Arbeitsblatt zur Reflexion aus. Danach stellt jeder sein Aktivitätsexperiment und die dazu gemachten Erfahrungen vor. Herrn Schmidts Experiment ist geglückt, er fühle sich zufriedener mit dem glänzenden Waschbecken, er habe außerdem einmal im Wohnzimmer Staub gesaugt. Die anderen Teilnehmenden freuen sich mit ihm, wobei Frau Nowak abschätzig bemerkt, dass einmal Staub zu saugen ja keine Leistung sei. Anna verweist auf die Gruppenregeln (wertschätzendes und respektvolles Verhalten) und merkt an, dass jeder Teilnehmende das eigene Maß an Veränderung bestimmen darf. Sie verweist auf die Einheit in zwei Wochen, in der das Vulnerabilitäts-Stress-Modell besprochen wird. Da noch Zeit übrig ist, regt Anna eine Diskussion über Vor- und Nachteile von Aktivitäten an. Sie stellt eine offene Frage: Warum handeln Menschen? Anna bereitet damit den Übergang zum Kapitel Psychoedukation und dem Thema „Zusammenhang zwischen Teilhabe an Aktivität und Wohlbefinden" vor. Mit der angestoßenen Diskussion zielt sie darauf ab, die Teilnehmenden dazu zu bringen, sich mit den Themen zu beschäftigen und gedanklich damit auseinanderzusetzen. Abschließend gibt Anna den Ausblick für die nächsten Einheiten und beendet die Therapie mit einer Fantasiereise.

Reflexion der Aktivitätsexperimente

Die gemachten Erfahrungen werden zunächst von jedem einzelnen Teilnehmenden und dann in der Gruppe gemeinsam reflektiert. Die Gruppe soll dazu ermuntert werden, sich gegenseitig zu unterstützen und Tipps sowie Erfahrungswerte auszutauschen. Auch hier ist es wichtig, dass es nicht zu einem Wettbewerb oder einem Vergleich der Leistung zwischen den einzelnen Teilnehmenden kommt. Eine wertschätzende Atmosphäre ist hier – wie im gesamten Prozess – immens wichtig.

AB 3.2: Nachdenken über Aktivitätsexperimente (siehe Zusatzinformationen)

Um den Austausch zu fördern und um eine respektvolle und motivierende Atmosphäre zu erhalten, hat es sich bewährt, die Art der Rückmeldung durch die anderen Teilnehmenden vorab zu klären. Dies könnte zum Beispiel die Aufforderung sein, dass jeder Teilnehmende möglichst wertfrei mit einem Wort oder in einem Satz äußert, was ihm an den gemachten Erfahrungen der anderen gefallen hat.

Die Einheiten 7 und 8 können beliebig oft wiederholt werden – sei es, um neue Experimente zu wiederholen oder fehlgeschlagene Experimente anzupassen.

Bleibt noch Zeit, kann der **Zusammenhang zwischen Teilhabe an Aktivität und Wohlbefinden** gemeinsam erarbeitet werden. Je nach zeitlicher Ressource oder Fähigkeit der Teilnehmenden kann diese Aufgabe erweitert werden und es können für die eigenen Aktivitätsmuster Vorteile erarbeitet und verschriftlicht werden (angelehnt an die Schätz-Prognose in der siebten Einheit).

IB 4.1: Die vielfältigen Vorteile von Aktivität für das Wohlbefinden

IB 4.2: Eine Aktivität, viele Vorteile!

IB 4.3: Die Vorteile von Aktivitäten verdeutlichen

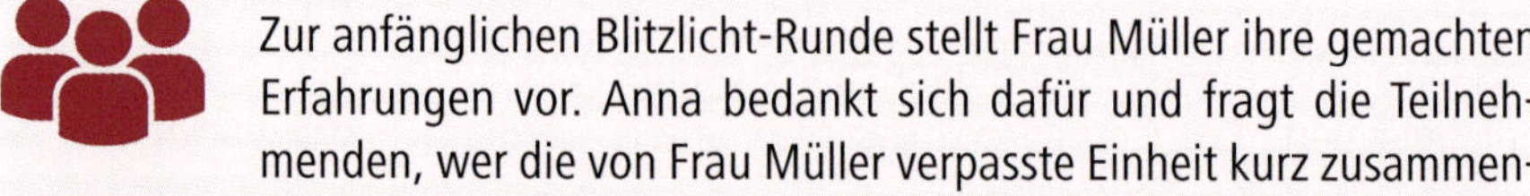

Zur anfänglichen Blitzlicht-Runde stellt Frau Müller ihre gemachten Erfahrungen vor. Anna bedankt sich dafür und fragt die Teilnehmenden, wer die von Frau Müller verpasste Einheit kurz zusammenfassen könne. Herr Demir erklärt sich bereit und berichtet von den verschiedenen Aktivitätsexperimenten und darüber, dass „übers Tun" gesprochen wurde. Anna dankt Herrn Demir und ergänzt ein paar Informationen. Danach teilt sie die vorgesehenen Arbeitsblätter aus und bespricht sie mit den Teilnehmenden.

Während der Pause sucht Herr Schmidt das Einzelgespräch mit Anna. Er fühle sich von den Zwischenrufen von Frau Nowak gestört. Anna bespricht mit ihm, wie er mit Zwischenrufen umgehen könne – beispielsweise könne er ihnen weniger Aufmerksamkeit schenken. Anschließend bittet Anna Frau Nowak um ein kurzes Vier-Augen-Gespräch, in dem sie sie an die Gruppenregeln erinnert. Frau Nowak zeigt sich überrascht, dass ihre Zwischenrufe jemanden verletzen könnten, und verspricht, diese in Zukunft zu unterlassen.

Nach der etwas längeren Pause (infolge der beiden Vier-Augen-Gespräche) beginnt die Diskussion über die Stressvermeidungs- und Stressbewältigungsstrategien. Durch gezieltes Nachfragen, wie z. B.: „Frau Arkides, mit wem sprechen Sie über Ihre Gefühle?" oder: „Herr Demir, gehen Sie spazieren? Wann hilft es Ihnen, spazieren zu gehen?", versucht Anna den Austausch zwischen den Teilnehmenden zu fördern. Wegen der fortgeschrittenen Zeit aufgrund der verlängerten Pause streicht Anna die Diskussion über die im Manual vorgeschlagenen Themen und gibt sie lediglich als Lese-Hausaufgabe auf.

Zusammenhang zwischen Teilhabe an Aktivität und Wohlbefinden (II) und Teilhabe durch Aktivität und Recovery bei schweren psychischen Erkrankungen

Zu Beginn der neunten Einheit werden die Infoblätter 4.1–4.3 besprochen oder die Kernaussage wiederholt. Eine recoveryorientierte Haltung seitens der Teilnehmenden soll dadurch gefördert werden.

Zusätzlich kann Information 4.4 zur Verdeutlichung genutzt werden.

IB 4.4: Teilnahme an Aktivität: Vorteile für Recovery

Wie beeinflusst eine psychische Erkrankung Gesundheit durch Aktivität?

Mit den Arbeitsblättern 4.2 und 4.3 erfolgt eine praktische Auseinandersetzung mit Strategien zur Stressvermeidung und Stressbewältigung. Auch hier kann ein Brainstorming mit allen Teilnehmenden angeregt werden, um weitere eigene auf Erfahrungswerten basierende Strategien zu finden und die Arbeitsblätter zu erweitern.

AB 4.2: Stress reduzieren durch Teilnahme an Aktivitäten
AB 4.3: Stressbewältigung bei der Teilhabe an Aktivitäten

Wie psychische Erkrankungen und die Teilnahme an Aktivität zusammenhängen (Information 4.5) wird als „Lese-Hausaufgabe" zur nächsten Einheit mitgegeben. Einleitend wird S. 90 des IB 4.5 aus dem Hauptmanual gemeinsam durchgesprochen.

Die Frage „Welche Veränderungen haben Sie selbst erfahren/beobachtet?", kann eine abschließende Gesprächsrunde anregen.

IB 4.5: Wie hängen psychische Erkrankung und die Teilnahme an Aktivitäten zusammen?

Lese-Hausaufgabe:
IB 4.5: Biologische Erklärung
IB 4.5: Psychologische Erklärung
IB 4.5: Soziale Erklärung

Exkurs Recovery (Amering & Schmolke, 2007):

Recovery-Konzepte betonen und unterstützen das Genesungspotenzial des Klienten und beschreiben dessen Entwicklung aus der Rolle des Patienten hin zu einem selbstbestimmten, sinnerfüllten Leben.

„Die Grundidee ist, dass Menschen sogar von schwerwiegendsten psychischen Erkrankungen „recovern" können. Recovery bedeutet, die Möglichkeit zu haben, ein befriedigendes und erfülltes Leben zu führen – in Anwesenheit oder Abwesenheit von bestehenden Symptomen." (S. 100).
Die meist individuell verlaufenden Prozesse orientieren sich dabei an den Werten und Zielen der einzelnen betroffenen Menschen (ebd., S. 97).

Zwei Menschen werden Recovery nicht auf dieselbe Weise erleben: „Einstellungen und Werte können einen starken Einfluss auf den weiteren Verlauf von Recovery einer Person ausüben. Recovery ist mehr als nur die Abwesenheit von Symptomen. Recovery ist ein tiefer gehender persönlicher Prozess. Die Erwartung von Recovery und das Verständnis darüber, was Menschen hilft, Kontrolle über ihr Leben zurückzugewinnen, stellen einen wesentlichen Faktor [von Recovery] dar." (S. 100)

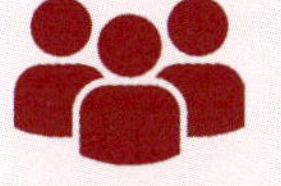

Nach dem Blitzlicht geht Anna auf die Lese-Hausaufgabe ein. Sie erkundigt sich, ob es Fragen dazu gibt. Keiner der teilnehmenden Klienten äußert sich. Anna fragt deshalb die Gruppe, wer wirklich die Hausaufgabe gelesen hat. Auch hier meldet sich niemand. Anna drückt ihr Bedauern darüber aus, signalisiert jedoch auch Verständnis. Die Hausaufgabe wird dann kurz und knapp in der Einheit durchgesprochen und auftretende Fragen werden geklärt. Anschließend stellt Anna das Vulnerabilitäts-Stress-Modell vor. Sie wählt dabei das Erklärungsmodell mit den Schiffen aus, da es ihr am besten gefällt. Während der Besprechung des Vulnerabilitäts-Stress-Modells wirken die Teilnehmenden abwesend und unkonzentriert. Anna fragt deshalb zunächst, ob das Modell den Teilnehmenden bereits bekannt sei. Herr Schmidt und Frau Arkides bejahen dies. Die anderen Teilnehmenden kennen das Modell noch nicht. Anna äußert der Gruppe gegenüber, dass sie das Gefühl habe, dass heute alle eher müde sind. Einige Teilnehmende nicken. Frau Nowak teilt mit, dass es zu viele theoretische Inhalte sind und sie Schwierigkeiten habe, diesen zu folgen. Anna schlägt eine kurze Pause vor. Dieser Vorschlag wird von allen Teilnehmenden angenommen. Bevor alle in die Pause gehen, betont Anna erneut die Wichtigkeit des Vulnerabilitäts-Stress-Modells. Während der Pause überlegt sie sich, wie sie den Teilnehmenden das Modell besser erklären kann. Sie beschließt, mit den Teilnehmenden gemeinsam Beispiele für die einzelnen Komponenten (Meeresboden, Kieltiefe, Beladung) zu sammeln. Nach einer weiteren Pause motiviert Anna die Klienten mit dem Eingeständnis, dass diese Einheit sehr theoretisch sei, die Stressbewältigungsstrategien dann aber „nur" noch eine Wiederholung wären, die für die Planung längerfristiger Veränderungen wichtig sei. Sie betont, dass die Strategien das praktische Handwerkszeug für das theoretische Vulnerabilitäts-Stress-Modell sind. Abschließend werden die Stressbewältigungsstrategien im Brainstorming auf einer Flipchart gesammelt. Anna teilt das entsprechende Arbeitsblatt (Information 4.7) aus und bestärkt die Teilnehmenden darin, die Flipchart mit ihren Mobiltelefonen abzufotografieren. Anschließend beendet sie die Einheit mit einer kurzen Reflexionsrunde und einer Fantasiereise.

Wie beeinflusst eine psychische Erkrankung Gesundheit durch Aktivität? (II)

IB 4.9: Vulnerabilitäts-Stress-Modell (siehe Zusatzinformationen)

Fragen aus der Lese-Hausaufgabe klären – je nach Möglichkeiten der Teilnehmenden auch kurz gemeinsam die wichtigsten Inhalte durchsprechen

Exkurs: Vulnerabilitäts-Stress-Modell (→ 6.1)

AB 4.4: Verstehen, wie Substanzgebrauch meine Aktivitäten beeinflusst

Verdeutlichen, dass jeder Mensch eine andere Vulnerabilität mit sich bringt und mehr oder weniger Stress verträgt. Dies soll Eigenwahrnehmung und das Beachten eigener Grenzen fördern

IB 4.7: Vermeiden von Stress bei der Teilnahme an Aktivität

Mit dem Informationsblatt 4.7 werden die Stressbewältigungsstrategien erneut wiederholt.

Das Arbeitsblatt austeilen und gemeinsam durchsprechen oder – um zum eigenständigen Denken anzuregen – Ideen der Teilnehmenden auf einer Flipchart sammeln und anschließend mit dem Arbeitsblatt vergleichen.

IB 4.6: Die Überwindung potenzieller Barrieren für die Teilnahme an Aktivität

IB 4.8: Substanzgebrauch, Aktivität und Wohlbefinden

Zur Vorbereitung auf die längerfristigen Veränderungen wird das Informationsblatt 4.6 gemeinsam erarbeitet. Um einen guten Transfer zu erreichen, hilft auch hier die direkte Frage nach den eigenen Erfahrungen der Teilnehmenden. Z. B.: „Haben Sie selbst Stigmatisierung erfahren – wie haben Sie das bemerkt? Wie sind Sie damit umgegangen?" Sofern es die Vertrautheit erlaubt, sollte nun der Einfluss von Substanzgebrauch thematisiert werden.

Nach einem recht großen theoretischen Abschnitt und vor Beginn der längerfristigen Veränderungen (die auch zunächst theoretisch geplant werden) kann es zur Motivation hilfreich sein, schnelle Veränderungen zu planen (s. Einheit 7) und die Aktivitätsexperimente zu reflektieren. Um die Selbstwirksamkeit der Gruppe zu fördern, kann diese Frage auch an die Teilnehmenden weitergegeben werden.

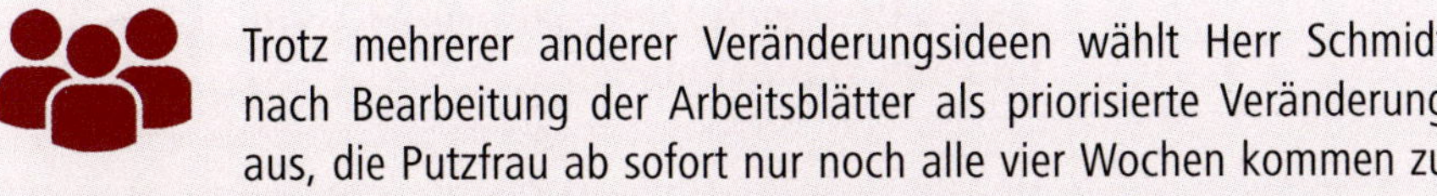

Trotz mehrerer anderer Veränderungsideen wählt Herr Schmidt nach Bearbeitung der Arbeitsblätter als priorisierte Veränderung aus, die Putzfrau ab sofort nur noch alle vier Wochen kommen zu lassen. In der Zeit dazwischen will er selbstständig den Haushalt erledigen. Er begründet seine Wahl des Änderungswunschs damit, dass er merke, dass seine Zufriedenheit zunimmt, wenn er sieht, dass etwas sauber ist und er selbst dafür verantwortlich ist. Außerdem möchte er das gesparte Geld für andere bedeutungsvolle Aktivitäten, wie beispielsweise den Besuch einer Therme, verwenden. Anna bestärkt ihn und die anderen Teilnehmenden in ihren Vorhaben. Herrn Schmidt meldet sie zurück, sie finde es gut, dass er so kleinschrittig plane und die Anforderung langsam steigere.

Bevor Anna diese Einheit mit einer Fantasiereise abschließt, informiert sie die Teilnehmenden darüber, dass nun noch vier Einheiten geplant sind. Sie schlägt der Gruppe vor, dass es sinnvoll sein kann, sich nach Abschluss der Therapie im privaten Rahmen zu treffen, um sich bei der Umsetzung weiterer Veränderungen gegenseitig zu unterstützen. Weiterhin bittet sie die Teilnehmenden, darüber nachzudenken, ob Themenblöcke wiederholt werden sollen.

Längerfristige Veränderung vorbereiten und den Wandel planen

Um die Teilnehmenden darin zu unterstützen, eine passende Änderung auszuwählen – und nicht nur irgendeine –, wird zunächst Arbeitsblatt 5.1 gemeinsam besprochen und danach ausgefüllt. Alternativ können diese Fragen auch offen und ohne Arbeitsblatt der Gruppe gestellt werden. Hier können bereits die Arbeitsblätter aus den Einheiten 3 bis 5 unterstützend wirken.

AB 5.1: Veränderungen in der Teilnahme an Aktivität vorbereiten

Anschließend füllt jeder Teilnehmende das Arbeitsblatt 5.2 (Hauptmanual, S. 107) selbstständig aus und stellt anschließend seine drei Bereiche in der Gruppe vor.

AB 5.2: Prioritäten bei der Planung von Aktivitätsveränderungen setzen, S. 107

Nun werden alle Teilnehmenden aufgefordert, die früheren Arbeitsblätter, insbesondere der Einheiten 3 bis 5, erneut anzuschauen und für sich darüber zu reflektieren, welche Veränderungen erkannt wurden.
Anschließend wird AB 5.2 (Hauptmanual, S. 108) ausgefüllt und zumindest der Abschnitt D des Arbeitsblatts in der Gruppe vorgestellt.

AB 5.2: Prioritäten bei der Planung von Aktivitätsveränderungen setzen, S. 108

Für diese Einheit wird abschließend EINE Veränderung ausgewählt und auf Arbeitsblatt 5.3 notiert. Die Veränderung sollte dabei:

AB 5.3: Planung für Veränderung der Aktivität

1. innerhalb eines angemessenen Zeitrahmens durchführbar sein
2. möglichst lohnend sein
3. Lernerfahrungen ermöglichen
4. als persönliche Unterstützung und Hilfe erfahren werden

Es sollte erneut Folgendes betont werden: Es geht um die Erfahrung von Wohlbefinden und um das Wahrnehmen von gesundheitlichen Vorteilen durch Teilhabe an Aktivität – nicht um eine besonders große/weitreichende Veränderung!

Nach Bearbeitung der vorgesehenen Arbeitsblätter stellt Herr Schmidt seine Herausforderungen im Plenum vor. So könnten die Herausforderungen *vor der Aktivität* fehlende Motivation oder fehlendes Putzmittel sein. Anna bedankt sich bei Herrn Schmidt und fragt in die Runde, ob jemandem anderen noch eine Herausforderung vor der Aktivität einfällt. Frau Arkides meldet sich und merkt an, dass es für sie leichter sei, wenn die „Werkzeuge" gut handhabbar sind. Zum Beispiel falle es ihr leichter, Staub zu saugen, seitdem ihr Staubsauger kabellos ist. Herr Schmidt bedankt sich für den Tipp und notiert sich diesen.

Herr Schmidt reflektiert für die Herausforderungen *während der Aktivität*, dass eine Unterbrechung für ihn nur vorstellbar sei, wenn er sich überfordert fühle, bzw. die Aufgabe als zu anstrengend empfinde. Habe er den „ersten Schritt" gemacht, bleibe er normalerweise an der Aktivität, bis diese erledigt sei. Als Punkte, die zur Trägheit beitragen, nennt Herr Schmidt fehlende Motivation, Erschöpfung oder Überforderung beim ersten Ausprobieren. Anna fragt die gesamte Gruppe, ob es denn bei jedem Einzelnen Tageszeiten gebe, an denen Aktivitäten leichter fallen – beispielsweise, weil man sich fitter fühle. Herr Schmidt antwortet, dass er insbesondere morgens müde sei, worauf Frau Nowak meint, dass es dann vielleicht sinnvoll sei, abends zu putzen. Nachdem alle Teilnehmenden ihre persönlichen Herausforderungen herausgearbeitet, benannt und gemeinsam mit den Gruppenmitgliedern besprochen haben, schlägt Anna vor, eine Pause zu machen. Sie bittet die Teilnehmenden, während der Pause darüber nachzudenken, wie man mit den unterschiedlichen Herausforderungen umgehen könnte und motiviert die Teilnehmenden, gemeinsam ins Gespräch zu kommen. Nach der Pause werden im Plenum der Reihe nach die verschiedenen Herausforderungen besprochen.

Herr Schmidt notiert für sich: Beobachten, wann ich mich am fittesten fühle; einen Putzplan anlegen; die zu putzende Fläche in kleinere Bereiche einteilen (z. B. an einem Tag die Küche, am nächsten Tag das Wohnzimmer …).

Frau Müller merkt noch an, dass es ihr leichter falle, mit dem Putzen zu beginnen, wenn die Putzmittel gut erreichbar sind und nicht ganz hinten im Schrank stehen. Auch das notiert sich Herr Schmidt. Abschließend fragt Anna, ob sich alle Teilnehmenden für ihre geplanten Veränderungen gewappnet fühlen oder ob es noch Herausforderungen gibt, die übersehen wurden. Da sich alle Teilnehmenden mit ihren geplanten Veränderungen wohlfühlen, beendet Anna die Einheit mit einer Fantasiereise.

Unterstützte Veränderung umsetzen

IB 5.1: Herausforderungen durch Veränderung der Aktivität bewältigen

AB 5.3: Planung für Veränderung der Aktivität

In der Blitzlicht-Runde zu Beginn der Einheit benennen alle Teilnehmenden erneut ihre ausgewählte Veränderung. Um für mögliche Herausforderungen gut gewappnet zu sein, wird zunächst die Information 5.1 gemeinsam besprochen. Anschließend füllen die Teilnehmenden selbstständig das Arbeitsblatt 5.3 vollständig aus. Die Ergebnisse werden gemeinsam – Herausforderung für Herausforderung – in der Gruppe besprochen.

IB 5.2: „Schlaglöcher" auf dem Weg von der Trägheit zum Handeln

IB 5.3: „Schlaglöcher" auf dem Weg von der Trägheit zum Handeln (Beispiel)

Um das Wissen über Herausforderungen bei den Teilnehmenden zu vertiefen, werden die Informationen 5.2 und evtl. 5.3 gemeinsam durchgesprochen.
Hilfreich kann es sein, auf der Flipchart mit den Teilnehmenden Ideen zu folgenden Fragen zu sammeln:

1. Welche „Schlaglöcher" können *vor* der Aktivität auftreten?
2. Welche „Schlaglöcher" können *während* der Aktivität auftreten?
3. Was kann zur „Trägheit" beitragen?
4. Wie können Sie mit den unter drittens genannten Punkten umgehen?

AB 5.3: Planung für Veränderung der Aktivität (Fortsetzung)

Insbesondere die Frage vier bereitet die Teilnehmenden auf das Arbeitsblatt 5.3 vor.

Die Herausforderungen sind von allen Teilnehmenden meist schnell gefunden. Gestaltet sich das Ausfüllen der rechten Spalte als zu schwierig, ist es möglich, sie in Gruppenarbeit für jeden Teilnehmenden auszufüllen. Auch Partnerarbeiten wären – je nach Zusammensetzung der Gruppe – denkbar.

AB 5.4: Pläne für die Veränderung der Aktivität festlegen

Abschließend kann das Arbeitsblatt 5.4 ausgefüllt werden. Die Ergebnisse werden bei Bedarf in der Gruppe vorgestellt. Eine abschließende Frage, ob sich alle Teilnehmenden mit ihrer gewählten Veränderung gut fühlen und diese machbar ist, rundet diese intensive Einheit ab.

Einige der bisherigen Gruppen haben angeregt, den Kurs ab hier 14-tätig anzubieten, um den Teilnehmenden die Zeit zu geben, die Veränderungen in Ruhe durchführen zu können. Insbesondere, wenn mehr als eine Veränderung geplant wurde oder die Einheiten 11 bis 13 mehrfach wiederholt werden sollen. Alternativ können die Stressstrategien (AB 4.2 bis 4.3 + IB 4.7) und die Erklärungsmodelle (IB 4.5) wiederholt werden.

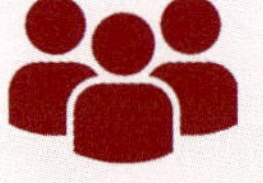

Nach der kurzen Blitzlicht-Runde erkundigt sich Anna, ob es ungeklärte Fragen gibt. Anschließend gibt sie Ausblick auf die aktuelle Einheit, in der die langfristigen Veränderungen reflektiert werden sollen. Sie weist darauf hin, dass seit der Planung noch nicht so viel Zeit vergangen ist, und bittet die Teilnehmenden zu berichten, was bisher geschehen ist.

Herr Schmidt berichtet, dass er die Veränderung zunächst nicht umsetzen konnte. Er habe sich daraufhin noch einmal die herausgearbeiteten Herausforderungen angesehen und gemerkt, dass er „wieder mal alles auf einmal schaffen wollte". Nachdem er sich dann, wie vorgenommen, einen Plan erstellt habe, sei es ihm seit letzter Woche einmal gelungen, im Wohnzimmer Staub zu saugen und die bisherige Veränderung (Bad zu reinigen) beizubehalten. Anna bedankt sich für seinen Beitrag und bestärkt ihn, diese Änderungen beizubehalten. Auch von den anderen Gruppenmitgliedern bekommt Herr Schmidt positives Feedback.

Anschließend stellt der Nächste in der Gruppe seine Aktivitätsveränderungen vor. In der Reflexion der aktuellen Einheit wünscht sich Frau Müller die Wiederholung des Vulnerabilitäts-Stress-Modells. Anna notiert sich den Wunsch für die letzte Einheit. Abschließend schlägt sie der Gruppe vor, die letzte Einheit mit einem gemeinsamen Gruppenevent zu beenden. Dies wird von allen Teilnehmenden positiv aufgenommen.

Unterstützte Veränderung umsetzen und reflektieren

In dieser Einheit wird die in Einheit 12 geplante Veränderung reflektiert. Je nach Umfang der gewählten Aufgaben kann es also sein, dass zwischen den Einheiten 12 und 13 eine Woche Pause liegt oder – wie in Einheit 12 erwähnt – Themen wiederholt wurden.

Für die Reflexion können die Fragen, die bereits zur Reflexion der Aktivitätsexperimente genutzt wurden, hilfreich sein.

Es gilt festzustellen, ob die Teilnehmenden ihre Veränderungen umsetzen konnten oder nicht, und wenn sie es nicht konnten, herauszufinden, woran es lag, dass der Plan nicht funktioniert hat.

Weiterhin kann geklärt werden, ob es in weiteren Bereichen Änderungsbedarf gibt (Arbeitsblatt 5.2). Ist noch Zeit übrig, können Stressbewältigung oder Psychoedukation, wie in Einheit 12 beschrieben, wiederholt werden.

Die Arbeitsblätter 6.1 bis 6.3 können für die Gruppenleitung selbst als Reflexionsinstrument genutzt werden, um zu erheben, ob alle Teilnehmenden ausreichend Unterstützung erfahren. Je nach Gruppengröße lässt sich dies im Arbeitsalltag schwer umsetzen. Hilfreich kann es jedoch sein, diese Arbeitsblätter zu nutzen, wenn bei einem Teilnehmenden die geplanten Veränderungen keinen Fortschritt erbracht haben.

AB 6.1: Reflektieren über Methoden zur Unterstützung von Aktivitätsveränderung (Dienstleistungsanbieter)

AB 6.2: Nachhaltige Beteiligung durch Unterstützung bei der Durchführung von Aktivitäten ermöglichen

AB 6.3: Nachhaltige Beteiligung durch Förderung von positiven Erfahrungen durch Aktivität ermöglichen

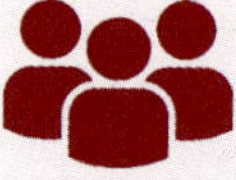

In der Blitzlicht-Runde schlägt Frau Nowak vor, das Gruppenevent als gemeinsames Kaffeetrinken zu gestalten. Dem Vorschlag stimmen alle zu. Danach stellt Anna den Inhalt und die Arbeitsblätter der aktuellen Einheit vor. Herr Schmidt stellt bedauernd fest, dass er sich lediglich auf den Haushalt konzentriert habe. Anna motiviert ihn dahingehend, dass diese Änderung auch Auswirkungen auf viele Betätigungsbereiche haben kann (er spart dadurch Geld für die Therme) und bestärkt ihn, weitere Veränderungen anzugehen. Nach einer ausführlichen Reflexionsrunde ist noch Zeit übrig, sodass sich Anna kurzfristig entschließt, das Vulnerabilitäts-Stress-Modell sofort zu wiederholen. Dazu sammelt sie zunächst im gemeinsamen Brainstorming die Erklärungen der Teilnehmenden. Anschließend ergänzt sie noch nicht Genanntes und erkundigt sich bei Frau Müller, ob die Wiederholung so ausreichend sei. Dies wird von Frau Müller bejaht. Vor der Fantasiereise plant Anna zusammen mit den Teilnehmenden das gemeinsame Gruppenevent und spricht erneut die Nachsorge des Programms an.

Aktivitätsveränderungen auswerten

Um die Veränderungen auszuwerten, ist es zunächst hilfreich, dass sich alle Teilnehmenden bewusst darüber werden, was sich konkret verändert hat.

AB 6.4: Erkennen von Veränderungen bei meinen Aktivitätsmustern

Dazu bearbeitet jeder Teilnehmende zunächst das Arbeitsblatt 6.4 selbstständig. Dieses Arbeitsblatt kann dann (bei einer vertrauensvollen Atmosphäre) gemeinsam für jeden Teilnehmenden besprochen werden. Vielleicht sind den anderen Teilnehmenden weitere Veränderungen aufgefallen, die der/die Betreffende an sich selbst nicht festgestellt hat? Unterstützend können hier zusätzlich die Arbeitsblätter 5.1 und 5.2 (s. Einheit 12) sein.

Bleibt noch Zeit, können die Einheiten 14 und 15 zusammengefasst werden. Jedoch kann die letzte Einheit auch als ein gemeinsames Gruppenevent stattfinden. Möglich sind hier beispielsweise ein gemeinsamer Achtsamkeitsspaziergang, gemeinsames Kochen, Backen, Eis essen etc.

Aktivitätsmuster auswerten (II)

Mit dem Arbeitsblatt 6.5 werden die Veränderungen für die Teilnehmenden noch einmal deutlich sichtbarer. Auch hier kann eine offene Gruppenreflexion insbesondere zur folgenden Frage: „Gibt es noch etwas bei Ihren Aktivitätsveränderungen, worüber Sie unglücklich oder besorgt sind? Wenn ja, was sind Ihre Bedenken?", sinnvoll sein.

AB 6.5: Nachdenken über die Veränderungen bei meinen Aktivitätsmustern

Anschließend wird das Arbeitsblatt 2.10 erneut ausgefüllt und die jetzigen Zahlen mithilfe des Arbeitsblatts 6.6 mit den anfänglichen Zahlen aus Einheit 6 verglichen. Um eine Enttäuschung zu vermeiden, ist der Hinweis wichtig, dass das Arbeitsblatt nur die jeweilige Tagesform erfasst. Die früheren Bewertungen können zudem in der Gruppe diskutiert werden.

Abschließend sollten die gemeinsam erreichten Erfolge entsprechend gefeiert werden. Mögliche Ideen sind ein gemeinsames Kaffeetrinken oder ein gemeinsamer Spaziergang zur nahe gelegenen Eisdiele.

AB 2.10: Beteiligung an Aktivität messen *und* **IB 2.1: Ebenen der Beteiligung an Aktivität**

AB 6.6: Veränderungen in meinen Aktivitätsmustern im Verlauf der Zeit messen

Krupa et al. (2017) geben im Arbeitsbuch zu bedenken, dass Veränderungen Zeit benötigen, um messbar zu werden. Diese Bedenken sind auch bei der Planung einer Gruppe zu beachten und es sollte genügend Zeit zwischen der Durchführung der langfristigen Veränderung und der Evaluation eingeplant werden. Krupa et al. (2017) geben ein Intervall von sechs Monaten als Zeitrahmen an, in dem messbare Veränderungen erwartet werden können.

Tipps:

1. Folgende Einheiten sind flexibel einsetz- und wiederholbar bzw. es hat sich als sinnvoll erwiesen, sie zu wiederholen: Psychoedukation, Stressbewältigung, Vulnerabilitäts-Stress-Modell
2. Entscheidungen sollten – wenn möglich und sinnvoll (→ 2.3) – an die Gruppe abgegeben werden. Beispiele dafür sind: das Tempo, mit dem Inhalte besprochen werden; ob etwas wiederholt werden soll oder wie viele Pausen gebraucht werden.

   Es hat sich bewährt, immer wieder das Gespräch zu suchen und nachzufragen. Die Teilnehmenden sollen so/dadurch zur Selbstwirksamkeit bezüglich der Gestaltung der Einheiten ermuntert werden.
3. Die Einheiten 7 und 8: *Aktivitätsexperimente durchführen und reflektieren* können beliebig oft wiederholt werden und flexibel – auch zwischen der Psychoedukation – eingesetzt werden
4. Die Einheiten 11 bis 13 können beliebig oft wiederholt werden

Beispiel Gruppendynamik (Kopiervorlage siehe Zusatzinformationen)

Teilnehmender	Position: Wo steht der Klient in der Gruppe?	Rolle: Welche Rolle nimmt er ein?	Verhalten: Wie beteiligt sich der Klient?	Wie reagieren die anderen Teilnehmenden der Gruppe?	Bestehen zwischenmenschliche Ziele?	Bestehen unbewusste Ziele?
Herr Demir	Eher am Rand – jedoch nicht ganz am Rand	Die des Vorreiters, „schnell, schnell"	Arbeitet aktiv mit, füllt Arbeitsblätter nur grob aus, ist vorschnell und zügig beim nächsten Thema	Sind teilweise genervt (Fr. Nowak), fühlen sich gestresst und unter Druck gesetzt	Möchte von der Gruppe als „Macher" wahrgenommen werden	Möchte sich eventuell geliebt/gemocht fühlen, möchte eigenes Leistungsdenken erfüllen, hat vielleicht Sorge sich zu reflektiert mit derzeitigem Leben auseinanderzusetzen?

4 Nachsorge in der psychiatrischen Ergotherapie

Laut Brown (2018) besteht für die Ergotherapie im psychiatrischen Kontext oft kein exakt vorgegebenes Limit bezüglich der Länge der Therapie oder der Anzahl an Einheiten. So wird „die Dienstleistung üblicherweise abgebrochen, wenn kein Fortschritt mehr zu verzeichnen ist, die Ziele erreicht worden sind oder sich der Klient für einen Abbruch der Therapie entschieden hat" (Brown, 2018, S. 33). In der stationären Behandlung erfolgt die Behandlung meist bis zur Entlassung. Im ambulanten Bereich beträgt die Dauer der Regelversorgung aktuell 40 Einheiten und eine längere Versorgung „außerhalb des Regelfalls" ist möglich.

4.1 Nachsorge von HgT: Wie kann es weitergehen?

Wird der Therapieprozess wie unter Kapitel 3.2 beschrieben gestaltet, so wird die Therapie von vornherein mit einer festgelegten Anzahl an Therapieeinheiten durchgeführt. Es steht also fest, dass die Therapie nach ca. 15 Einheiten wieder beendet wird. Eine Nachsorge nach Abschluss der Therapie kann sinnvoll sein, um Rezidive zu verhindern, den Behandlungsverlauf auch nach Beendigung zu kontrollieren und dem Klienten eine kontinuierliche Begleitung zu bieten (Seger, 2016). Ob eine Nachsorge stattfindet oder nicht: Die Teilnehmenden sollten in Bezug auf die geplante Entlassung und eine mögliche Nachsorge informiert und aktiv an der Entscheidung beteiligt werden. Dies kann zum Beispiel dadurch geschehen, dass sie rechtzeitig darauf hingewiesen werden, wie viele Einheiten noch geplant sind bzw. wann die letzte Einheit stattfindet. Eine frühzeitige Information über mögliche Nachsorgeangebote kann sinnvoll sein, um eine entsprechende Planung bereits vor dem Therapieende zu ermöglichen.

Praxistipp: In der Praxis hat sich gezeigt, dass eine gewisse Flexibilität in der Beendigung des Therapieangebots empfehlenswert sein kann, und beispielsweise die Gruppentherapie auch zwei Wochen früher oder später enden zu lassen. Je nach Bedarf der Gruppe können dann einzelne Themen wiederholt oder Unklares geklärt werden. Ab Einheit 12 bietet es sich an, bei den Teilnehmenden explizit nachzufragen, ob ein Wiederholungsbedarf besteht.

Nach Abschluss der Therapie kann die Gruppenleitung anregen, dass die Teilnehmenden sich in einem „Nicht-Klinik-Setting" selbstständig treffen und die Gruppe als Peer-Support (→ 4.2) nutzen. Weiterhin könnten laut Krupa et al. (2017) ehemalige Teilnehmende, die ihre Aktivitätsmuster positiv verändern konnten, eventuell als Mentoren einbezogen werden. Wie von Buck, Lambracht und Nicht (2019) beschrieben, kann Nachsorge auch als interdisziplinäres Angebot verschiedener Berufsgruppen angeboten werden. Dabei hängen die Therapiestruktur und Häufigkeit einer Nachsorge vom jeweiligen Kontext der Einrichtung ab (ebd.), sollten jedoch insbesondere an den individuellen Bedarf der Teilnehmenden angepasst werden. Auch eine offene Erhaltungsgruppe kann eine Möglichkeit der Nachsorge darstellen. Hierbei können Klienten beispielsweise in regelmäßigen Intervallen zu festen Zeiten auch ohne ärztliche Überweisung in die Klinik kommen und sich über HgT-Themen austauschen. Vom Therapeuten wird dann lediglich der Raum gestellt. In Kanada hat sich diese Art der Nachsorge bereits als erfolgreiche Hilfestellung etabliert (Pfeiffer, 2017).

4.2 Peer-Support

Praxistipp: Für einige Teilnehmende hat es sich als wertvoll erwiesen, nach Abschluss des Therapieangebots eine selbstständige Nachsorge-Gruppe zu gründen und sich über weitere Aktivitätsexperimente auszutauschen. Diese Gruppen treffen sich regelmäßig zu einem festen Zeitpunkt (beispielsweise jeden ersten Freitag im Monat) an einem festgelegten Ort, z. B. in einem Café.
Diese Art der Nachsorge kann von der Gruppenleitung im Sinne des Empowerments bewusst gefördert werden. Im Vorfeld ist dann zu klären, ob man als Therapeut in weiteren Gruppen auf diese Nachsorge hinweisen und beispielsweise den nächsten Termin und Treffpunkt weitergeben darf.

Peer-Support nimmt als ein Teilbereich der Selbsthilfe eine wichtige Rolle in der psychiatrischen Versorgung ein. Nach Utschakowski (2009) wird Peer-Support als die Unterstützung von Betroffenen durch Betroffene definiert. Mit Betroffenen sind Menschen gemeint, die mit ähnlichen Lebenslagen konfrontiert waren, sie durchlebt und bewältigt haben.

Laut DGPPN (2018) lässt sich Peer-Support in drei große Bereiche einteilen. Das gerade beschriebene Praxisbeispiel umschreibt die Form der **Gegenseitigen Hilfe** (engl. mutual support) sehr genau. Dabei treffen sich Personen freiwillig, um sich über gemeinsame Probleme und Anliegen auszutauschen. Auch Selbsthilfegruppen zählen zu diesem ersten Bereich.

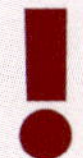

Die gesetzlichen Krankenversicherungen sind zur Förderung von Selbsthilfegruppen nach § 20h, SGB V verpflichtet. Mehr Informationen erhalten Interessierte beispielsweise unter: **https://www.bag-selbsthilfe.de/**

Als zweiten Bereich benennt die DGPPN (2018) die **Peer-Unterstützung in Betroffenen-geleiteten Organisationen/Diensten** (engl. consumer-run services/peer-support services). Dieser Bereich grenzt sich vom Bereich „Gegenseitige Hilfe" dadurch ab, dass die Unterstützung nicht zwangsläufig auf Gegenseitigkeit beruht. Auch wird die Person, die Unterstützung leistet, für ihre Tätigkeit entlohnt und nimmt eine „professionelle" Rolle ein. Diese Art von Peer-Support hat sich zunächst als Alternative zu der traditionellen psychiatrischen Versorgung entwickelt, ist nun jedoch zunehmend mit dieser verflochten.
Peers in traditionellen Rollen psychiatrischer Dienste (engl. consumers as mental health providers/peer-delivered services) ist der dritte Bereich des Peer-Supports. Hier besteht jedoch die Gefahr, dass die Rahmenbedingungen und Rollenbilder der traditionellen psychiatrischen Versorgung die Besonderheiten und Wirkungskraft des Peer-Supports abschwächen (ebd.).

Peer-Support findet in vielen Bereichen des täglichen Lebens statt (Utschakowski, 2009). Er basiert auf dem Glaubensgrundsatz, dass Menschen, die mit Widrigkeiten konfrontiert waren und diese ertragen oder überwunden haben, nützliche Unterstützung bieten können (Ramsey & Swarbrick, 2014). Im psychiatrischen Setting hat sich Peer-Support insbesondere im englischsprachigen Raum und in den Niederlanden entwickelt (Gühne et al., 2019) und gewinnt auch in Deutschland zunehmend an Präsenz. Als Zielsetzung wird unter anderem genannt: die Autonomie zu fördern, soziale Netzwerke und Selbstvertrauen zu stärken, Selbststigmatisierung zu verringern und Fähigkeiten weiterzuentwickeln (ebd.). Individuelle Erfahrungen, Einstellungen und Bewertungen sowie die eigenen Bewältigungsstrategien stehen dabei im Fokus. Nach Buck, Lambracht und Nicht (2019) verbinden HgT und Peer-Support ähnliche Grundgedanken von Empowerment und Recovery, weshalb die Förderung und bewusste Motivation der Teilnehmenden, sich gegenseitig nach Abschluss der Therapie zu unterstützen, sinnvoll sein kann.

Zum Weiterlesen: Die Definition von Peer-Support in den drei beschriebenen Bereichen stammt aus der S3-Praxisleitlinie „Psychosoziale Therapien bei schweren psychischen Erkrankungen". Diese ist kostenlos auf www.awmf.org abrufbar. Sie enthält auch Wissenswertes über weitere im Buch erwähnte Themen wie Recovery, Empowerment, Stigma oder Selbsthilfe.

4.2.1 Genesungsbegleiter – Experte aus Erfahrung

Aus der Idee des Peer-Supports heraus hat sich ein in Deutschland vergleichsweise neues Angebot entwickelt. Die Tätigkeit als Genesungsbegleiter oder Experte aus Erfahrung lässt sich meist in den zweiten Bereich (Peer-Unterstützung in Betroffenen-geleiteten Organisationen/Diensten) oder je nach Rahmenbedingungen auch in den dritten Bereich einordnen. In Deutschland insbesondere bekannt ist die Ausbildung durch den 2011 gegründeten EX-IN e. V. (EX-IN Deutschland e. V., o. J.). Nach einjähriger Weiterbildung können sich Psychiatrieerfahrene als Genesungsbegleiter zertifizieren lassen. EX-IN steht dabei für „Experienced Involvement" – also den Einbezug Erfahrener und geht auf ein europäisches Projekt zurück (ebd.). Laut DGPPN (2018, S. 90) ist die Arbeit von Genesungsbegleitern als „zusätzliches Angebot zum professionellen Netzwerk zu sehen und sollte durch ausgebildete und psychisch stabile Genesungsbegleiter erfolgen".

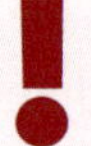

Mehr Informationen sind unter **http://ex-in-akademie.de** zu finden.

Stellengesuche von ausgebildeten Genesungsbegleitern sind unter **http://ex-in-akademie.de/stellenboerse/**und **https://www.trinetz.de/stellenboerse/**zu finden.

Hilfreich kann es auch sein, bei einer EX-IN Ausbildungsstätte in der Nähe anzufragen.

5 Literaturverzeichnis

Adams, S. (2016). Neue Fantasiereisen. Entspannende Übungen für Jugendarbeit und Erwachsenenbildung. (11. Aufl.). München: Don Bosco Verlag.

Amering, M., & Schmolke, M. (2007). Recovery: Das Ende der Unheilbarkeit. Bonn: Psychiatrie-Verlag.

Bäuml, J., & Pitschel-Walz, G. (2010). „Pflicht": Psychoedukative Basismodule. In: J. Bäuml, G. Pitschel-Walz, H. Berger, H. Gunia, A. Heinz, & G. Juckel (Hrsg.), Arbeitsbuch PsychoEdukation bei Schizophrenie (APES). (2. Aufl., S. 10–46). Stuttgart: Schattauer GmbH.

Bäuml, J., & Lambert, M. (2014). Psychosen. Erkennen. Verstehen. Behandeln. Ein Wegbegleiter für Betroffene und Angehörige. Michelstadt: Verlag für Didaktik in der Medizin GmbH.

Becker, P. (2009). Klinische und wissenschaftliche Grundlagen. In: K. Rabovsky, & G. Stoppe (Hrsg.), Diagnoseübergreifende und multimodale Psychoedukation. Manual zur Leitung von Patienten- und Angehörigengruppen. (S. 6–13). München, Jena: Urban & Fischer Verlag.

Buck, J., Lambracht, S., & Nicht, D. (2019). Wie die Kugel am Rollen bleibt – Nachsorge für Handeln gegen Trägheit. Unveröffentlichte Bachelorarbeit. Zuyd Hogeschool. Heerlen.

Brown, C. (2018). Menschen mit schweren psychischen Erkrankungen: Leitlinien der Ergotherapie: Band 4. (M. le Granse, Übers.). Bern: Hogrefe Verlag. (Originalwerk veröffentlicht 2012).

DGPPN (2018). S3-Leitlinie Psychosoziale Therapien bei schweren psychischen Erkrankungen: S3-Praxisleitlinien in Psychiatrie und Psychotherapie. Abgerufen von: https://www.awmf.org/uploads/tx_szleitlinien/038-020l_S3_Psychosoziale_Therapien_bei_schweren_psychischen_Erkrankungen_2019-07.pdf (Abrufdatum: 03.06.2020).

EX-IN Deutschland e.V. (K.o.). Über EX-IN. Abgerufen von: http://ex-in-akademie.de/ueber-ex-in/ Abrufdatum: 13.07.2020)

Fink, A., & Tritschler, C. (2014). Prüfungsfragen Psychotherapie: Fragensammlung mit kommentierten Antworten. (5. Aufl.). Berlin, Heidelberg: Springer-Verlag.

Gerland, A. (2015). Gedanken und Ideen zu gruppentherapeutischen Interventionen. In: M. Vogt, & F. Caby (Hrsg.), Ressourcenorientierte Gruppentherapie mit Kindern und Jugendlichen. (3. Aufl., S. 9–22). Dortmund: Borgmann Publishing GmbH & Co. KG.

Gühne, U., Weinmann, S., Riedel-Heller, S., & Becker, T. (2019). Kurzfassung der S3-Leitlinie Psychosoziale Therapien bei schweren psychischen Erkrankungen. DGPPN (Hrsg.). Abgerufen von: https://www.awmf.org/uploads/tx_szleitlinien/038-020k_S3_Psychosoziale_Therapien_bei_schweren_psychischen_Erkrankungen_2019-04.pdf (Abrufdatum: 23.06.2020).

Hammer, M., & Plößl, I. (2015). Irre verständlich – Menschen mit psychischer Erkrankung wirksam unterstützen. (3. Aufl.). Köln: Psychiatrie Verlag.

Herkner, W. (1996). Lehrbuch Sozialpsychologie. (2. Aufl.). Bern, Göttingen, Toronto, Seattle: Hans Huber Verlag.

Hilgers, M. (2010). Gruppenprozess – Selbstöffnung und Schamangst in der Gruppe. In: V. Tschuschke (Hrsg.), Gruppenpsychotherapie. Von der Indikation bis zu Leitungstechniken. (S. 119–124). Stuttgart: Georg Thieme Verlag.

Konrad, A. (2017). Soziale Unterstützung. In: B. Kubny-Lüke (Hrsg.), Ergotherapie im Arbeitsfeld Psychiatrie. (3. Aufl., S. 186–192). Stuttgart: Georg Thieme Verlag.

König, O. (2012). Gruppendynamische Grundlagen. In: B. Strauß, & D. Mattke (Hrsg.), Gruppenpsychotherapie. Lehrbuch für die Praxis. (S. 22–36). Berlin, Heidelberg: Springer Verlag.

Königswieser, R. (2008). Reflexion als Sprungbrett. In: P. Heintel (Hrsg.), betrifft: TEAM: Dynamische Prozesse in Gruppen: Schriften zur Gruppen- und Organisationsdynamik, Band 4. (2. Aufl., S. 69–80). Wiesbaden: VS Verlag für Sozialwissenschaften.

Krainz, E. E. (2011). Leiden an der Organisation. In: K. M. Ratheiser, J. Menschik-Bendele, E. E. Krainz, & M. Burger (Hrsg.), Burnout und Prävention. Ein Lesebuch für Ärzte, Pfleger und Therapeuten. (S. 115–200). Wien, New York: Springer Verlag.

Krainz, E. E., & Lesjak, B. (2004). Gruppendynamik in der Sozialarbeit. In: G. Knapp (Hrsg.), Soziale Arbeit und Gesellschaft, Studien zur Sozialpädagogik, Band 4. (S. 310–341). Klagenfurt, Laibach, Wien: Hermagoras Verlag.

Krupa, T., Edgelow, M., Chen, S., Mieras, C., Almas, A., Perry, A., … & Bransfield, M. (2017). Action over Inertia: Handeln ermöglichen – Trägheit überwinden: Therapieprogramm für Gesundheit durch Aktivität – Handeln gegen Trägheit. U. Marotzki, C. Mentrup, & P. Weber (Hrsg.) (A. Pfeiffer & W. Höhl, Übers.). Idstein: Schulz Kirchner Verlag. (Originalwerk veröffentlicht 2010).

Kubny-Lüke, B. (2015). Kompetenzzentrierte alltagsrelevante Methoden. In: Scheepers-Assmus, C., Steding-Albrecht, U., & Jehn, P. (Hrsg.). Ergotherapie – Vom Behandeln zum Handeln: Lehrbuch für die theoretische und praktische Ausbildung. (5. Aufl., S. 485–495). Stuttgart: Georg Thieme Verlag.

Lagemann, H. (2017). Psychosoziale Behandlungsverfahren. In: B. Kubny-Lüke (Hrsg.), Ergotherapie im Arbeitsfeld Psychiatrie. (3. Aufl., S 141–173). Stuttgart: Georg Thieme Verlag.

Mattke, D., & Strauß, B. (2012). Indikation, Prognose, Vorbereitung und Zusammensetzung von Therapiegruppen. In: B. Strauß, & D. Mattke (Hrsg.), Gruppenpsychotherapie. Lehrbuch für die Praxis. (S. 60–66). Berlin, Heidelberg: Springer Verlag.

Pfeiffer, A. (2017). Veränderungsimpulse setzen – Handeln gegen Trägheit. Ergotherapie und Rehabilitation, 56(5), 24–27. DOI: 10.2443/skv-s-2017-51020170503

Preyer, G. (2012). Rolle, Status, Erwartungen und soziale Gruppe: Mitgliedschaftstheoretische Reinterpretationen. Wiesbaden: Springer VS.

Rabovsky, K., Euler, S. & Becker, S. (2009). Inhalte und Struktur der einzelnen Gruppensitzungen. In: K. Rabovsky, & G. Stoppe (Hrsg.), Diagnoseübergreifende und multimodale Psychoedukation. Manual zur Leitung von Patienten- und Angehörigengruppen. (S. 31–93). München, Jena: Urban & Fischer Verlag.

Ramsey, R., & Swarbrick, P. (2014). Providing Occupational Therapy Services for Persons with Psychiatric Disabilities. In: B. A. Boyt Schell, G. Gillen, & M. E. Scaffa (Eds.), Willard and Spackman´s Occupational Therapy. (12th ed., pp. 936–945). Philadelphia: Wolters Klumer Health/Lippincott Willams & Wilkins.

Scheepers-Assmus, C., Steding-Albrecht, U., & Jehn, P. (Hrsg.) (2015). Ergotherapie – Vom Behandeln zum Handeln: Lehrbuch für die theoretische und praktische Ausbildung. (5. Aufl., S. 485–495). Stuttgart: Georg Thieme Verlag.

Seger, W. (2016). „Nachsorge" auf Pschyrembel Online. Abgerufen von https://www.pschyrembel.de/Nachsorge/S01P0 (Abrufdatum: 23.06.2020).

Stahl, E. (2007). Dynamik in Gruppen. Handbuch der Gruppenleitung. (2. Aufl.). Weinheim, Basel: Beltz Verlag.

Strauß, B., & Mattke, D. (2012). Gruppentherapieprozesse: Eine klinische Forschungsperspektive. In: B. Strauß, & D. Mattke (Hrsg.), Gruppenpsychotherapie. Lehrbuch für die Praxis. (S. 39–55). Berlin, Heidelberg: Springer Verlag.

Utschakowski, J. (2009). Peer-Support: Gründe, Wirkungen, Ambitionen. In: J. Utschakowski, G. Sielaff, & T. Bock (Hrsg.), Vom Erfahrenen zum Experten: Wie Peers die Psychiatrie verändern. (1. Aufl., S. 14–21). Bonn: Psychiatrie-Verlag.

Vauth, R. (2012). Gruppenpsychotherapeutische Interventionen bei schizophrenen Störungen. In: B. Strauß, & D. Mattke (Hrsg.), Gruppenpsychotherapie. Lehrbuch für die Praxis. (S. 368–373). Berlin, Heidelberg: Springer Verlag.

Wimmer, R. (2008). Das besondere Lernpotenzial der gruppendynamischen T-Gruppe: Seine Bedeutung für die Steuerung des Kommunikationsgeschehens in komplexen Organisationen. In: P. Heintel (Hrsg.), betrifft: TEAM: Dynamische Prozesse in Gruppen: Schriften zur Gruppen- und Organisationsdynamik. Band 4. (2. Aufl., S. 36–52). Wiesbaden: VS Verlag für Sozialwissenschaften.

Wolfersdorf, M., & Rupprecht, U. (2001). Depressive Störung – psychopathologische, psychodynamische und therapeutische Aspekte. Psychotherapie im Dialog, (2)4, 389–396.

6 Zusatzinformationen

6.1 Information 4.9: Modell-Bezeichnung *Vulnerabilitäts-Stress-Modell*

Das Vulnerabilitäts-Stress-Modell kann Therapeuten eine hilfreiche Unterstützung bieten, gemeinsam mit den Teilnehmenden individuelle Aktivitätsexperimente und/oder längerfristige Veränderungen zu planen. Die Teilnehmenden erfahren durch dieses Modell, dass jeder Mensch eine eigene Vulnerabilität mitbringt und warum ein ungünstiges Zusammenspiel von internen Faktoren (wie Erbanlagen oder die eigene Lebensgeschichte) und externen Faktoren (wie Stress) bei manchen Menschen eine psychiatrische Erkrankung auslöst und bei anderen nicht.

Vulnerabilität meint die Verletzlichkeit oder Empfindsamkeit, an einer psychischen Störung zu erkranken oder einen Rückfall zu erleiden. Wie vulnerabel ein Mensch ist, hängt nach Bäuml & Lambert (2014) von folgenden Faktoren ab:

- **Vererbung:** genetische Faktoren können zu einer hohen Vulnerabilität beitragen
- **Organische bzw. somatische Faktoren:** auch die körperlichen Faktoren tragen zur Vulnerabilität bei (Bäuml & Pitschel-Walz, 2010), z. B. schwere Verletzungen oder Geburtstrauma
- **Psychosoziale Probleme:** belastende Faktoren in der frühkindlichen Phase können die Entwicklung einer hohen Vulnerabilität begünstigen. Nach Bäuml und Pitschel-Walz (2010) und Rabovsky, Euler und Becker (2009) beeinflusst die gesamte Lebensgeschichte den Grad der Vulnerabilität. Beispiele können schwere Traumatisierungen oder Misshandlung sein.

Die gleiche Menge an Stress und dauerhafter seelischer Belastung (s. u.) wirkt sich demnach bei jedem Menschen unterschiedlich aus und kann im Zusammenspiel mit den oben genannten Faktoren den kritischen Grenzwert überschreiten.

- **Stress und dauerhafte seelische Belastung:** Auch das persönliche Stresserleben und der Umgang mit Stress tragen zum Grad der Verletzlichkeit bei. Nach Bäuml & Lambert (2014) kann sich dies in einer eingeschränkten Fähigkeit, für sich selbst zu sorgen und sich im Leben zu behaupten, äußern. Weitere Faktoren sind Konflikte mit den nächsten Angehörigen oder unkontrollierbare Ereignisse wie plötzliche Krankheit, Prüfungen oder Schicksalsschläge. Auch eine Häufung von Alltagsproblematiken kann einen Auslöser darstellen (Bäuml & Pitschel-Walz, 2010).

Das **Vulnerabilitäts-Stress-Modell** lässt sich bildlich mit drei Fässern darstellen.

Beim **linken Fass** ist die Vulnerabilität niedrig – diese Person lässt sich durch nichts aus der Ruhe bringen, hat starke Nerven und wird eher als weniger irritierbar beschrieben. Kommen hier starke Stressfaktoren hinzu, wird sie diese Person ohne Symptome bewältigen.
Das **mittlere Fass** stellt eine mittlere Vulnerabilität dar. Erlebt dieser Mensch den gleichen Stresspegel, wird er den Stress bemerken. Er fühlt sich beispielsweise müde oder abgeschlagen, hat vielleicht Verspannungen, Rücken- oder Kopfschmerzen oder Schlafstörungen. Jedoch „läuft das Fass nicht über".
Das **rechte Fass** steht stellvertretend für einen Menschen mit einer hohen Verletzlichkeit. Ist dieser Mensch dem gleichen Stress ausgesetzt, wird die Grenze der Belastbarkeit überschritten und der Stress äußert sich symptomatisch. Der Beginn einer Psychose, depressiven Phase etc. ist die Folge – das „Fass läuft also über".

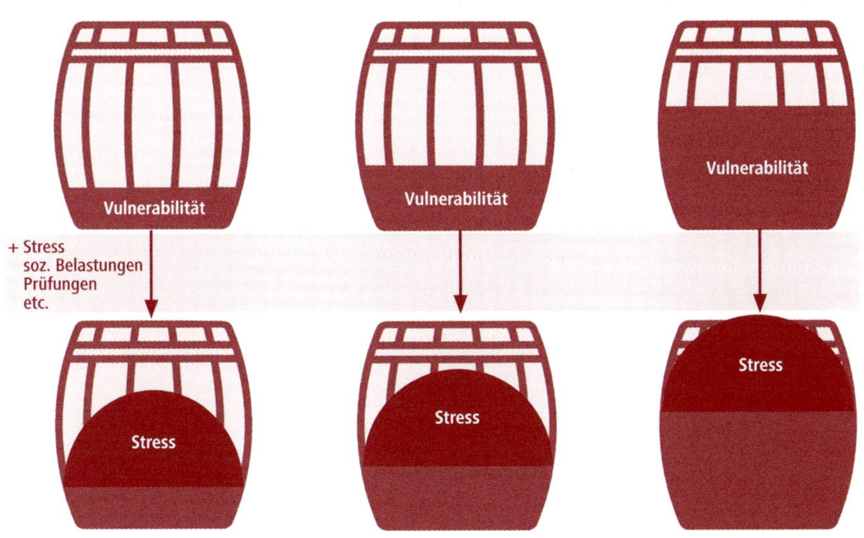

Nach Bäuml & Lambert (2014) lässt sich das Vulnerabilitäts-Stress-Modell auch als Segelschiffe auf dem „Meer des Lebens" illustrieren. Dabei stellt der Kiel des Bootes die Vulnerabilität dar, wobei ein tiefer Kiel bei guten Bedingungen (also ebenem Grund) eine gute Steuer- und Leistungsfähigkeit und somit eine hohe Seetüchtigkeit bedeutet. Bäuml und Lambert (2014) nennen dies im Übertrag auch seelischen Tiefgang. Bei auftauchenden Untiefen läuft ein tiefer Kiel schneller auf Grund, wogegen ein Schiff mit einem flachen Kiel zwar über alle Hindernisse hinweg segelt, der Mensch dahinter jedoch möglicherweise weniger feinfühlig ist. Die Untiefen auf dem Meeresboden bilden die externen Stressoren ab und können mehr oder weniger felsig sein. Externe Stressoren können, wie bereits genannt, nicht beeinflussbare Lebensereignisse, Schicksalsschläge oder eine Ansammlung von Alltagsproblemen sein. Die internen Stressoren (z. B. Lebensgeschichte, Umgang mit Stress, Belastung durch Konflikte etc.) sind Ausdruck dafür, wie beladen das Boot ist und wie tief es im Wasser liegt und können dadurch ihren Teil beitragen, dass die Gefahr des „Sinkens" steigt. Bäuml und Lambert (2014) betonen schlussendlich die Rolle des Kapitäns, der über die eigene Kieltiefe und Beladung sowie die Untiefen auf dem Meeresgrund gut informiert sein muss, um sie geschickt zu umsegeln.

Eine dritte Variante der bildlichen Darstellung ist das Weg-Modell nach Hammer (zitiert in Hammer & Plößl, 2015). Dabei steht der Weg für den individuellen Lebensweg, der durchaus kurvig ist. Dieser Weg ist aber immer gut befestigt, sodass man darauf gut vorankommen kann. Bei Stress und zunehmender Belastung besteht die Gefahr, vom Weg abzukommen. Die kritische Grenze (im Fass-Modell die obere Kante des Fasses) bildet ein Zaun am Rand des Weges. Nimmt die Belastung zu, besteht die Gefahr, über diesen Zaun zu „fallen" und eine Klippe hinabzustürzen. Auf der anderen Seite des Weges befindet sich ein Sumpfgebiet. Sind die Belastungen zu gering – besteht also eine dauerhafte Unterforderung, Vermeidung oder Angst –, dann besteht die Gefahr zu versumpfen. Auf dieser Seite des Weges ist kein Zaun eingezeichnet. Das Versumpfen geschieht also schleichend, ohne konkrete Anzeichen. Ziel ist es nach Hammer und Plößl (2015), die Balance zwischen Über- und Unterforderung zu halten, um so auf dem Weg zu bleiben.
Suchen Sie sich möglichst die Variante heraus, die für Sie selbst am stimmigsten ist, um Ihren Klienten das Vulnerabilitäts-Stress-Modell darzustellen und um die verschiedenen Faktoren, die eine Erkrankung oder einen Rückfall begünstigen, gut erläutern zu können.

Das Verständnis des Klienten für die eigene Vulnerabilität kann helfen, Veränderungen so zu planen, dass sie nicht zu einer Erhöhung führen – also kein unerträgliches Maß an Stress bedeuten. Weiterhin kann das Verständnis für das individuelle Ausmaß der Stressbewältigung dazu beitragen, dass sich die Teilnehmenden weniger miteinander vergleichen.
Zusätzlich kann die Eigenwahrnehmung der Teilnehmenden für die eigene aktuelle Vulnerabilität gefördert werden.

6.2 Arbeitsblatt 3.2: *Nachdenken über Aktivitätsexperimente*

Das Arbeitsblatt unterstützt die Teilnehmenden bei der Reflexion der „schnellen Veränderungen" von Aktivitäten.
Schauen Sie auf Arbeitsblatt 3.1: *Protokoll der Aktivitätsexperimente* zurück. Wie haben Sie das Aktivitätsexperiment erlebt? Füllen Sie unten stehende Tabelle aus.

Wie sind Ihre Erfahrungen?

Was haben Sie gelernt?

Was hat Ihnen gefallen?

Was war das Beste an der Veränderung?

Was war die größte Herausforderung?

Gab es irgendeine Auswirkung auf die Routine durch die Veränderung?

Bringt Sie das dazu, über andere Dinge nachzudenken, die Sie vielleicht auch ausprobieren möchten?

Gibt es etwas, was man hätte anders machen können, damit die Erfahrungen besser gewesen wären?

Sonstiges:

6.3 Information 6.1: *Reflexion Gruppendynamik*

Teilnehmender	Position: Wo steht der Klient in der Gruppe?	Rolle: Welche Rolle nimmt er ein?	Verhalten: Wie beteiligt sich der Klient?	Wie reagieren die anderen Teilnehmenden der Gruppe?	Bestehen zwischenmenschliche Ziele?	Bestehen unbewusste Ziele?

6.3 *Reflexion Gruppendynamik* Fortsetzung

Für die Gruppenleitung

Wie viel Mitbestimmung der Gruppe lasse ich zu?

Kann ich Rahmenbedingungen optimieren?

Fehlt noch was?

6.4 Beispiele für den Einsatz einer Flipchart

Herzlich Willkommen

zu

„Handeln gegen Trägheit“

Therapieprogramm
Gesundheit durch Aktivität

> Vorstellung Name
  Was erwarten/erhoffen Sie sich von der Teilnahme?

> Überblick Hintergrund des Programms (worum geht's?)
  Ausblick auf die Kapitel (was erwartet mich?)
  Nutzen (was könnte mir das bringen?)
  Jede Veränderung geschieht sensibel, persönliche Bedürfnisse werden immer berücksichtigt!

> Rolle und Funktion der/des Therapeut*in
  der/des Klient*in

> Es gibt Hausaufgaben!

Gibt es noch Fragen?

! Das Wichtigste zum Schluss

Gruppenregeln:

1. Schweigepflicht
2. Gegenseitiger Respekt
3. Zuhören und ausreden lassen
4. Kritik ist etwas Konstruktives
5. Fragen und Ideen sind jederzeit erlaubt
6. Eigene und andere Bedürfnisse beachten
7. Pünktlichkeit

Ziel:

X Wie kann man Aktivitätsveränderungen planen, um Herausforderungen des täglichen Lebens zu begegnen?

X bessere Betätigungsbalance und Wohlbefinden

Grundsätze:

- X Klientenzentriert: Sie sind „Experte/ Expertin" Ihres Lebens!
- X Üben ist eine Partnerschaft: Sie stehen mit den Veränderungen nie alleine, alles findet auf Augenhöhe statt.

Aufteilung des Arbeitsbuches

Kap. 1: Vorbereitung zur Nutzung des Arbeitsbuches → Vorteile, die sich ergeben, aktuelle Aktivitätsmuster

Kap. 2: Persönliche Aktivitätsmuster verstehen → Information über Aktivitätsmuster sammeln, reflektieren und interpretieren

Kap.3: Schnelle Aktivitätsveränderungen →kleine, gut durchzuführende Aktivitätsveränderungen, wie immer selbst gewählt

Kap. 4: Bereitstellung von Infos über Aktivität, Gesundheit und psychische Erkrankung → Stressbewältigung, psychische Erkrankung ↔ Teilnahme an Aktivität

Kap. 5: Längerfristige Veränderungen erreichen → Planen von Veränderung, Umsetzen, Herausforderungen und Schlaglöchern begegnen

Kap. 6: Aktivitätsveränderung unterstützen und auswerten → Reflektieren der Veränderungen, Nachhaltigkeit, Erkennen von Veränderungen

Vorteile, die sich ergeben

- \+ Beteiligung an für Sie bedeutungsvollen Aktivitäten
- \+ Entwicklung einer täglichen Routine
- \+ Ausgeglichenheit zwischen Arbeit, Freizeit und Erholung
- \+ Kontrolle über die täglichen Aktivitäten
- \+ Erhöhte Zufriedenheit mit der Art, wie man Zeit verbringt
- \+ Neue Erkenntnisse/Wissen über „gesunde" Aktivitäten und die Nutzung von Zeit
- \+ Verbesserung der persönlichen Fähigkeiten und Kompetenzen
- \+ Gefühl der Verbundenheit
- \+ Zufriedenheit durch neue soziale Beziehungen
- \+ ...

Persönliche Aktivitätsmuster verstehen

Arbeitsblätter:

2.1 Tägliches Zeit-Nutzungs-Protokoll
- typischer Tag, kann mehrfach ausgefüllt werden
- so konkret und genau wie möglich
- WAS, WO, mit WEM (wer war dabei?)

2.2 die Nutzung meiner täglichen Zeit
- Balkendiagramm, Darstellung von 2.1

Tägliche Zeit kodieren (zum tgl. Zeit-Nutzungs-Protokoll)

Persönliche Aktivitätsmuster verstehen

Betätigungsbereiche:
> Selbstversorgung: → Persönl. Fürsorge, z.B. Essen, Trinken
→ Gesundheitsbez. Fürsorge (z.B. Arzttermine)
> Produktivität: → Bezahlte/unbezahlte Arbeit (inkl. Fahrten u. Pausen)
→ Freiwillige/ehrenamtliche Arbeit
→ Erziehung
→ Tagesprogrammaktivitäten, z.B. Selbsthilfegruppe, Vorträge
→ Hausarbeit, z.B. Kochen, Spülen, Putzen, Wäsche, Gartenarbeit, Ablage
> Freizeit → Aktive Erholung, z.B. Spaziergang, Sport, Musikveranstaltungen, Computerspiele
Passive Erholung, z.B. Radio, CD, Liegen, Sitzen, Rauchen, TV
Geselligkeit, z.B. mit anderen Essen gehen, Reden, Telefonate, Kneipe, ...
> Erholung → Nachtschlaf
→ kurzer Schlaf tagsüber

Persönliche Aktivitätsmuster verstehen

Zeitplan: 5–10 Einheiten

Arbeitsblätter:

2.4 Bin ich ausreichend körperlich aktiv?
→ enthält auch Vorschläge, wie man aktiver werden kann

2.5 Mein Tagesablauf und meine tägliche Struktur

2.6 Die Bedeutung meiner Aktivitäten erkennen → Was ist mir eigentlich wichtig?

2.7 Zufriedenheit mit meinen Aktivitäten

2.8 Soziale Interaktion

2.9 Zugang zu meiner Nachbarschaft

2.10 Beteiligung an Aktivität messen → Gibt abschließend einen Gesamteindruck, Bereiche werden priorisiert

Wichtig

→ Es geht um die Erhebung des „Ist-Standes", um Veränderungen zu ermöglichen –, um festzuhalten, wo Veränderung nötig/möglich ist!

→ Sie sind hier – das ist mutig!

→ Wenn Sie etwas ändern, ergeben sich daraus voraussichtlich Vorteile!
– Änderungen werden in selbstbestimmtem Tempo durchgeführt

→ Gefühl der Selbstwirksamkeit kann steigen

Schnelle (kleine) Veränderungen

- **Wichtige Merkmale**
  Die Veränderung soll:
  - Bedeutung für Sie haben
  - Sie interessieren
  - kein Gefühl der Überforderung auslösen
  - keine finanziellen Ressourcen belasten

- **Schätzprognose**
  - Alle Aspekte der Ergebnisse/Veränderung, die die Aktivität einbringt
  - Vergleich „Ist-Stand" mit „Was wird sein?"
  - Was bringt mir das?

- **Aktivitätsexperimente (also Veränderungen) protokollieren**
  - **Jedes Aktivitätsexperiment wird nachbesprochen!**

Informationen über Aktivität, Gesundheit und psychische Erkrankungen

4.1: vielfältige Vorteile von Aktivität für das Wohlbefinden
4.2: eine Aktivität, viele Vorteile
4.3: Vorteile von Aktivität verdeutlichen

Arbeitsblätter
4.2: Stress reduzieren durch Teilnahme an Aktivität
4.3: Stress bewältigen bei der Teilnahme an Aktivität

Exkurs: Vulnerabilitäts-Stress-Modell

4.4: Vorteile für Recovery
4.5: Wie hängen psychische Erkrankungen und die Teilnahme an Aktivität zusammen?
→ Lese-Hausaufgabe

Informationen über Aktivität, Gesundheit und psychische Erkrankungen (Fortsetzung)

Nachbesprechen der Lese-Hausaufgabe
→ Gibt es Fragen?

4.6 Überwindung potenzieller Barrieren
4.7 Vermeidung von Stress bei der Teilnahme an Aktivität

Bei Bedarf:
erneute Planung kleiner/schneller Veränderungen von Aktivität

→ anschließend Reflexion

Längerfristige Veränderungen erreichen

5.1 Veränderungen in der Teilnahme an Aktivität vorbereiten
→ wo könnten Veränderungswünsche vorhanden sein?
5.2 Prioritäten setzen bei der Planung von Aktivitätsveränderungen
→ 3 wichtigste Bereiche auswählen
→ alle bisherigen Arbeitsblätter erneut anschauen und Veränderungswünsche konkretisieren

Längerfristige Veränderungen erreichen (Fortsetzung)

→ Eine gewünschte Veränderung auswählen (5.2)

Mithilfe von 5.4 und den Informationen 5.1–5.3 konkret planen

Die Veränderung sollte dabei:
- **innerhalb eines angemessenen Zeitrahmens durchführbar sein**
- **potenziell lohnend sein**
- **Möglichkeiten zur Lernerfahrung bieten**
- **als persönliche Unterstützung und Hilfe wahrgenommen werden**

6.5 Fantasiereise: Herbstwald

Hinweis: Nutzen Sie die Ein- und Ausleitung dieser Fantasiereise für jede Fantasiereise. Das schafft ein Ritual und kann Sicherheit vermitteln. Selbstverständlich können Sie auch die hier vorgeschlagene Ein- und Ausleitung ersetzen – entscheiden Sie sich jedoch für eine.

Mache es dir bequem –
Wenn du willst, schließe die Augen –
Nimm deinen Körper bewusst wahr –
Du bist ganz ruhig und entspannt –
Deine Hände und Arme sind ganz schwer –
Dein Nacken und deine Schultern sind ganz schwer –
Deine Füße und Beine sind ganz schwer –
Dein ganzer Körper fühlt sich wohlig warm an –
Du atmest ruhig und gleichmäßig
Deine Mimik ist ganz entspannt und gelöst –
Dein Kopf ist frei und leicht –

Stell dir vor,
du sitzt auf einer Bank in einem Wald –
Es ist Herbst –
Die Sonne scheint –
Die Bank, auf der du sitzt, ist aus Holz –
Sie ist sehr bequem –
Du streckst dich darauf aus –
Du spürst das sonnengewärmte Holz der Bank –

Nun betrachtest du den Wald um dich herum –
Vor dir liegt eine kleine Lichtung –
Du beobachtest, wie die Sonnenstrahlen durch das Geäst fallen –
und spürst die warmen Sonnenstrahlen auf deiner Haut –
Du betrachtest die unterschiedliche Laubfärbung der verschiedenen Bäume auf der Lichtung –
Du nimmst das auf den Boden gefallene bunte Laub wahr –

Du bemerkst ein Eichhörnchen –
Du beobachtest, wie es die auf den Boden gefallenen Eicheln begutachtet –
Auch das Eichhörnchen scheint die wärmenden Sonnenstrahlen zu genießen –
Ein wenig später verschwindet es im Geäst eines Baumes –

Du nimmst die frische kalte Herbstluft auf deinen Wangen wahr –
und den Waldgeruch, während du tief einatmest –
Beim Ausatmen beobachtest du,
wie dein eigener Atem als weiße Wolke kondensiert –

Ab und zu hörst du Eicheln auf den Boden aufschlagen –
Irgendwo in der Nähe klopft ein Specht –
Du schaust dich um,
kannst ihn jedoch nirgendwo entdecken –
Ein leichter Windstoß lässt ein paar Blätter herabfallen –
Du hörst das Rauschen der Blätter im Wind –
und beobachtest, wie die Blätter langsam auf den Boden fallen –

Ein wenig später entscheidest du dich,
dich langsam auf den Heimweg zu machen –
Während du gemütlich den schönen Waldweg entlangläufst,
spürst du den weichen Waldboden unter deinen Füßen –
Erneut nimmst du die bunte Färbung des Herbstwaldes wahr –

Du atmest nun tief durch –
Du streckst die Arme –
Und räkelst dich wie eine Katze –
Öffne langsam die Augen –
Du gewöhnst dich an das Licht
und kehrst in den Raum zurück.

Buchempfehlung: Weitere Entspannungsreisen und alternative Ein- und Ausleitungen finden Sie in: Adams, S. (2016). Neue Fantasiereisen. Entspannende Übungen für Jugendarbeit und Erwachsenenbildung. (11. Aufl.). München: Don Bosco Verlag

Fachpublikationen | Arbeitsmaterialien | Fachzeitschriften

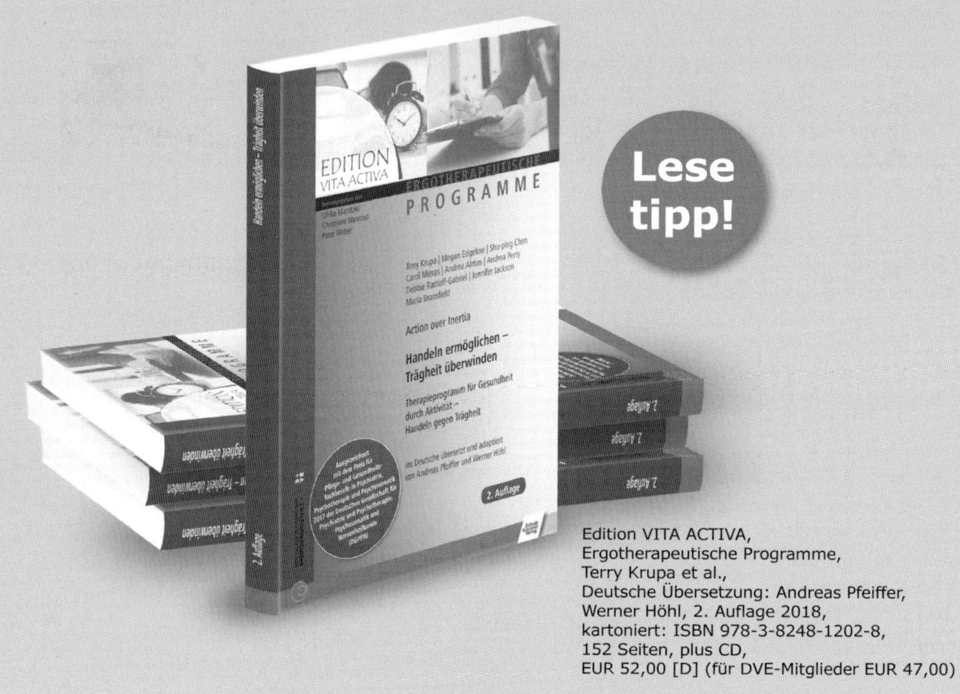

Handeln ermöglichen – Trägheit überwinden

Action over Inertia
Therapieprogramm für Gesundheit durch Aktivität – Handeln gegen Trägheit

Das von Ergotherapeuten entwickelte Programm *Handeln gegen Trägheit* zielt darauf ab, Menschen mit schweren psychischen Erkrankungen durch bedeutungsvolle Aktivitäten zu einer positiven Alltagserfahrung zu verhelfen und damit Recovery, Gesundheit und Wohlbefinden zu ermöglichen. Es enthält zahlreiche Arbeits- und Informationsblätter. Das Programm wurde 2017 mit dem Preis für Pflege- und Gesundheitsfachberufe in Psychiatrie, Psychotherapie und Psychosomatik der Deutschen Gesellschaft für Psychiatrie und Psychotherapie, Psychosomatik und Nervenheilkunde (DGPPN) ausgezeichnet.